DAS PROBLEM DER LEDIGEN FRAU

Von

H. E. Timerding

BONN 1925
A. Marcus & E. Webers Verlag (Dr. jur. Albert Ahn)

Otto Wigand'sche Buchdruckerei G. m. b. H., Leipzig.

Vorwort.

Vor kurzer Zeit wurde eine 53jährige Privatlehrerin vor Gericht gezogen, weil sie mit einem 14jährigen Knaben ein Verhältnis angeknüpft hatte. Sie hatte sich vorher des besten Rufes erfreut, sich nie etwas zuschulden kommen lassen; es stellte sich heraus, daß sie aus einer tiefen Herzenseinsamkeit heraus gehandelt hatte und von einer leidenschaftlichen Liebe zu dem Kinde erfüllt war, die sie das Unnatürliche der Beziehung völlig vergessen ließ. Sie wurde unter Zubilligung mildernder Umstände zu acht Monaten Gefängnis verurteilt. Ich wüßte den folgenden Ausführungen kein besseres Geleitwort mitzugeben als den Hinweis auf diesen Fall, der ein grelles Schlaglicht auf die Seelennot der alternden ledigen Frau wirft. Ich erhebe keinen Anspruch darauf, eine wirkliche Erledigung des behandelten Problems zu geben. Es genügt mir, wenn es mir gelingt, die Aufmerksamkeit auf diese Frage zu lenken, die vielleicht ebensoviel wie durch Nichtbeachtung durch ungeeignete Lösungsversuche geschädigt worden und deshalb noch heute weit davon entfernt ist, das richtige Verständnis zu finden und einer tätigen Fürsorge zu begegnen.

I.

Wenn es ein Problem der ledigen Frau gibt und nicht in gleicher Weise ein Problem des ledigen Mannes, des Junggesellen, so liegt dies daran, daß die Frau einen natürlichen Beruf hat und der Mann nicht. Dieser Beruf ist der, Mutter und Hausfrau zu sein, und die ledige Frau ist eben die Frau, die dem natürlichen Beruf der Frau entzogen wird. Alle Betrachtungen, die wir anzustellen haben, drehen sich um diesen einen Punkt, und es ist deshalb nötig, ihn von Anfang an, so gut es geht, klarzulegen. Als Erstes bietet sich nun dar die Aufgabe, zu rechtfertigen, daß hier überhaupt von einem natürlichen Beruf gesprochen wird. Es ist nämlich sehr gefährlich, einen Zustand oder eine Einrichtung als „natürlich" hinzustellen. Natürlich nennt der Mensch vielfach nur, was ihm natürlich erscheint, und natürlich erscheint es ihm nur deswegen, weil er von jeher daran gewöhnt gewesen ist. Er kann nicht mehr beurteilen, wie weit diese Gewöhnung daher rührt, daß es sich um Dinge handelt, die mit Notwendigkeit aus den Gegebenheiten des Daseins hervorgehen, oder aber um Dinge, die historisch geworden sind und mit einer bestimmten Linie der Entwicklung innerhalb der menschlichen Kultur zusammenhängen. Man sprach im 18. Jahrhundert von Naturreligion und Naturrecht, und wir wissen heute, daß hier nichts durch die Natur Bestimmtes vorliegt, sondern daß einfach eine Auffassung vertreten wurde, bei der gegenüber der eigenen Gefühlslage und Geistesverfassung bestehende Normen als überaltert und ungeeignet erschienen und durch andere ersetzt werden sollten.

Wenn wir jedoch von einem natürlichen Beruf der Frau sprechen, so gehen wir tatsächlich von gewissen physiologischen Bedingtheiten aus. Zunächst ist es eben die Frau, die das Kind empfängt, austrägt und zur Welt bringt. Nun ist freilich das Kinderkriegen kein Beruf, aber es setzt doch schon zeitweise besondere Lebensbedingungen voraus, in denen diese Umstellung der körperlichen Funktionen ohne Störung und ohne Schädigung vor sich gehen kann. Die Frau hat ferner das neugeborene Kind zu nähren. Dadurch ist sie daran gebunden, zu bestimmten Tageszeiten bei dem Kinde zu sein, selbst wenn sie die Wartung und Pflege des Kindes einer dafür angestellten Person überläßt. Aber man wird ihr kaum die Verantwortung für das Gedeihen des Kindes während der ersten Lebenszeit von den Schultern nehmen können, und diese Verantwortung kann sie nur tragen, wenn sie sich dauernd um das Kind kümmert, es beobachtet und für seine richtige Behandlung sorgt. Daher ist es zu verstehen, wenn allenthalben der Frau solche Tätigkeiten übertragen werden, die es ihr gestatten, in der Nähe des Kindes zu bleiben. Die Frau wird nach Möglichkeit, wie es heißt, „an das Haus gefesselt". Ihr obliegt die Fürsorge für Wohnung, Nahrung, Kleidung und zum großen Teil auch für die Erziehung der Kinder. Bei ländlichen Betrieben kommt noch hinzu die Besorgung des Gartens, des Kleinviehs, des Geflügelhofes und der Milchwirtschaft, also der leichteren Arbeiten, die sich unmittelbar an das Hauswesen anschließen.

Es zeigt sich hier im übrigen, daß keineswegs die sogenannten Naturvölker den natürlichsten Zustand darstellen. Bei ihnen hat es sich nämlich allmählich herausgebildet, daß den Frauen fast sämtliche Arbeit aufgebürdet wird. Es hängt das damit zusammen, daß die Form der Bodenbearbeitung noch eine solche ist, die keine großen körperlichen Anstrengungen erfordert. Dem Manne bleibt nur Jagd und Krieg. Im übrigen bringt er die Zeit mit Nichtstun hin. Die steigende Kultur entlastet die Frau schon insofern, als sie eine Reihe von Tätigkeiten, wie Spinnen und Weben, das Mahlen des Brotgetreides u. a., überflüssig macht. Gerade die zeitraubendsten Beschäftigungen fallen zum großen Teil fort. Dadurch erst war der Frau die Möglichkeit einer stärkeren geistigen Ausbildung gegeben, die aber doch nur die höheren Stände erfaßte, während die Frau aus dem Volke in völliger Umkehrung des ursprünglichen Zustandes sich an ein träges Hindämmern gewöhnte. Im allgemeinen geht die Entwicklung entschieden dahin, der Frau schwere Arbeiten zu ersparen, ja in einzelnen Ländern sogar dahin, sie nach Möglichkeit überhaupt von jeder Arbeit zu befreien. Diese Entwicklung ist sicher sowohl für das körperliche Wohl der Frau selbst wie auch für das Gedeihen des heranwachsenden Geschlechtes von großem Nutzen. Allerdings ist das Übermaß nicht von Segen. Wird die Frau an Nichtstun und hohles Gesellschaftstreiben gewöhnt, so muß sie seelisch verflachen und ist weder die rechte Mutter für ihre Kinder, noch eine gleichstrebende Gefährtin für ihren Gatten. Man kann den Wert des Lebens nicht darin sehen, daß es möglichst wenig Arbeit mit sich bringt, im Gegenteil, der Mensch kann sein Wesen nur entfalten in einer unablässigen Arbeit, die seinen Kräften und seinen Anlagen entspricht. Das Ziel kann nur sein, das Ausmaß und die Art der Arbeit, die der Frau zufällt, so zu bestimmen, daß sie seelisch nicht dabei verkümmert und daß sie körperlich keinen Schaden leidet. Es ist ein Irrtum zu glauben, der Körper der Frau lasse sich durch Übung so stählen, daß sie dieselbe Arbeit leisten kann wie der Mann. Sie kann eine größere Gewandtheit erlangen als der Mann, wie sie ja schon an sich handfertiger und beweglicher ist, ja es lassen sich selbst ausgezeichnete Sportleistungen bei Mädchen und Frauen erreichen, aber das ganze Gefüge des weiblichen Körpers ist ein anderes als beim Manne, und der weibliche Körper muß deshalb auch anders behandelt werden als der Körper des Mannes. Anstrengungen, die der Mann gefahrlos auf sich nimmt, können bei der Frau schwere Schädigungen zur Folge haben. Vor allen Dingen ist zu bedenken, daß die Frau einer physiologischen Krankheit periodisch unterliegt, die mindestens ein Siebentel, bisweilen auch ein Viertel der Zeit ausfüllt, und daß, wenn sie sich in dieser Zeit nicht schonen kann, dies immer auf Kosten ihrer Gesundheit oder Lebenskraft geschieht. Dazu kommen die Unterbrechungen durch Schwangerschaft und Wochenpflege. Selbst wenn während der Schwangerschaft die Leistungsfähigkeit der Frau nicht wesentlich gemindert ist, so ist die Fürsorge nach der Geburt des Kindes um so notwendiger. Wir kommen also dazu, für die Frau einen solchen Bereich ihrer Pflichten als wünschenswert anzusehen, der die volle Entfaltung ihrer Kräfte und Fähigkeiten ermöglicht, aber sie in ihren körperlichen Funktionen nicht schädigt, der sie geistig frisch und körperlich widerstandsfähig erhält, ihr Erholung gestattet, wenn sie sie braucht, und sie namentlich ebensowenig hindert, gesunde Kinder zur Welt zu bringen, wie den zur Welt gebrachten Kindern die nötige Pflege und liebevolle Behütung angedeihen zu lassen.

Aber näher den Umkreis der Pflichten zu umschreiben, etwa wie Schiller in der „Glocke“ das Idealbild der „züchtigen Hausfrau“ in den einzelnen Zügen auszumalen, ist ein gefährliches Unterfangen. Die Schilderung, die Schiller gibt, stimmt heute schon nicht mehr, sie war selbst zu seiner Zeit einer vergangenen Epoche entnommen, in deren schlichte Verhältnisse man sich damals gern vertiefte, als die Französische Revolution die Welt in allen ihren Fugen erschüttert hatte. Schillers eigene Frau hat von dieser in Haushalt und Kinderzucht aufgehenden tüchtigen, aber sonst recht blöden Wirtschafterin wenig an sich gehabt, und wenn Goethes Frau, Christiane, diesem Ideale weit mehr entsprach, so sind wir kaum geneigt, darin einen besonderen Vorzug zu erblicken, obwohl Goethe selbst den Zustand als sehr wohltätig empfand. Die Romantiker waren bei aller Ungebundenheit und Liederlichkeit darin weitblickender, daß sie die geistige Gemeinschaft von Mann und Frau nicht bloß als die Grundlage der Ehe, sondern auch als einen wesentlichen Ansporn für die schöpferische Entfaltung der Seelenkräfte ansahen. Goethe selbst hat, als er nachdenklicher geworden war, das unbedingte Überwiegen der seelischen über die wirtschaftlichen und gesellschaftlichen Bedingungen in den „Wahlverwandtschaften“ hervorgehoben und damit dem Streben der Romantiker den dichterischen Ausdruck verliehen, den zu finden sie selbst sich vergeblich mühten.

Die führenden Geister der romantischen Epoche sind aber der Entwicklung der Verhältnisse weit vorausgeeilt, im Gegenteil brachte die Restaurationszeit nach den Freiheitskriegen eine erneute Ausbreitung der bürgerlichen Enge, und erst in unseren Tagen drang die Auffassung mehr und mehr durch, in der Frau nicht einfach die Wirtschafterin und Bettgenossin des Mannes, sondern eine ebenbürtige Lebensgefährtin zu sehen. Wir alle wissen, wie die Frauenbewegung in den verschiedenen Ländern aufkam, zunächst mehr oder weniger vom rechten Wege abirrend, indem sie nicht bloß die Gleichwertigkeit, sondern auch die Gleichartigkeit der Frau mit dem Manne auf die Fahnen schrieb, wie dann allmählich das wahre Ziel erkannt wurde und nun auch in gesetzlichen Maßnahmen, namentlich in der Neuordnung des Mädchenschulwesens seinen Ausdruck fand, wenngleich der Bann der Überlieferung nicht sofort völlig gebrochen werden konnte. Die Mädchenbildung wurde nicht mehr einseitig als eine Vorbereitung auf den Hausfrauenberuf angesehen, sondern der Gedanke drang durch, auch der weiblichen Jugend die Bildungsgüter unabhängig von einer bestimmten Zweckbestimmung oder vielmehr Zweckbeschränkung zu übermitteln, und wenn ein praktisches Ziel vor Augen stand, so war es dieses, daß das Mädchen nötigenfalls sich auch selbst seine Existenz zu sichern in der Lage sein sollte.

In der Tat setzt die Entwicklung, die der neuzeitlichen Gesittung entspricht, voraus, daß das junge Mädchen nicht wie eine Ware auf den Heiratsmarkt gebracht und auf ein günstiges oder wenigstens annehmbares Angebot hin losgeschlagen wird, sondern daß sie in eine Lage gebracht wird, die ihr gestattet abzuwarten, bis sich für sie der geeignete Mann findet. So ist heute fast zur Regel geworden, was vor zwanzig Jahren noch als etwas Unerhörtes galt, daß auch die Mädchen selbst der besseren Stände sich einen Beruf suchen, mit anderen Worten sich so einrichten, als ob eine spätere Heirat zum mindesten ungewiß wäre. Das wirtschaftliche Bedürfnis kam dieser Entwicklung entgegen. Weibliche Hilfskräfte erwiesen sich an den verschiedensten Stellen als vorteilhaft, ja zum Teil als notwendig. Zu den Fabrikarbeiterinnen, Hausangestellten und Verkäuferinnen, den schon früher vorhandenen Berufen, die keine besondere Ausbildung erforderten, kam die große Zahl der Maschinenschreiberinnen, die Buchhalterinnen, Laborantinnen, die sogenannten „Schwestern“ für alle Zweige körperlicher Fürsorge, Hortnerinnen und Kindergärtnerinnen, Gehilfinnen in allen möglichen Gewerben, endlich die auf einem wirklichen Fachstudium beruhenden Berufe. So ist gegenwärtig schon allgemein verbreitet, daß die Frau aus einer Erwerbstätigkeit in die Ehe übertritt. Das hat natürlich auch eine Rückwirkung auf die weiblichen Berufe ausgeübt. Wenn nämlich in der überwiegenden Mehrzahl der Fälle die Frau doch wieder aus dem Berufe ausscheidet, um eine Ehe einzugehen, so steht die Zeit der Ausbildung zu der Zeit der Erwerbstätigkeit in keinem rechten Verhältnis, falls diese Vorbereitung sich über mehr als etwa ein Jahr ausdehnt. Die Berufsbildung empfängt mehr den Charakter einer Versicherung gegen Ehelosigkeit als den einer Lebensbestimmung, den sie beim Manne hat. Da die Versicherung aber äußerst wertvoll ist, so ist ein Bedenken hinsichtlich der Rentabilität nicht besonders zutage getreten. Hinzukommt noch die sehr verständige Erwägung, daß die Frau durch eine vollwertige Ausbildung auch innerhalb der Ehe sich eine höhere Stellung sichert, daß sie dem Manne ganz anders gegenübersteht wie mit der früher üblichen Bildung der „höheren Tochter“, die in Wahrheit nur eine übertünchte Unbildung war.

Lassen wir aber solche Erwägungen beiseite, so ist doch zunächst zu sagen, daß sich für die weiblichen Berufe ein ganz anderes Verhältnis ergibt wie für die männlichen Berufe. Nur in einem kleinen Bruchteil der Fälle ist damit zu rechnen, daß die Frau bis an ihr Lebensende in dem Berufe bleibt. In der Mehrzahl der Fälle scheidet sie aus ihm wieder aus, um ihre natürliche Aufgabe als Gattin und Mutter zu erfüllen, und es ist immer wieder zu beobachten, mit welcher Unbekümmertheit die Frau selbst einen Beruf, für den sie eine ausgesprochene Begabung und starke Neigung besitzt, hinwirft, um einem Manne zu folgen. Die Schauspielerin verläßt die Bühne, wie gefeiert sie auch sein mochte, die Lehrerin die Schule, in der sie der Jugend eine Führerin ins Leben hinaus war, die Ärztin gibt ihre Praxis auf, die sie sich mit Aufbietung aller ihrer Kräfte erworben hat. Und dabei sind die Frauen, die so handeln, nicht etwa unsichere und schwankende Naturen, sondern gerade die triebstarken und triebsicheren. Die Frau, die den Beruf in der Ehe beibehält, schädigt in den meisten Fällen ihr Familienleben und die Erziehung ihrer Kinder. Nur die wirtschaftliche Not oder eine kinderlos bleibende Kameradschaftsehe rechtfertigt die gemeinschaftliche Berufstätigkeit von Mann und Frau. Natürlich ist hier nur von einem Beruf die Rede, der die Frau dem Hause entzieht, eine Tätigkeit, welche die Frau im Hause ausüben kann, braucht, wenn sie ihre häuslichen Pflichten damit zu vereinigen versteht, keine nachteilige Wirkung auf ihre Beziehungen zu Mann und Kindern auszuüben, ja kann ihr eine Sicherheit und Festigkeit geben, welche die stundenlang müßig bleibende und darum gelangweilte und geistig unbefriedigte Ehefrau entbehrt.

Für alle Berufe aber, welche den Menschen die beste Zeit des Tages voll in Anspruch nehmen, folgt, daß sie bei der Frau fast immer einen sozusagen provisorischen Charakter tragen. Immer steht das Fragezeichen dahinter: Wie lange wird die Frau in dem Berufe bleiben? Selbst abgesehen von der Eheschließung ist die Frau viel mehr geneigt als der Mann, einen Beruf jählings aufzugeben oder zu wechseln. Es steckt in den meisten Fällen nicht der Ernst dahinter, mit dem der Mann den Beruf als den Hauptinhalt seines Lebens auffaßt. Natürlich ist die Rückwirkung auf den Arbeitgeber bei einer abhängigen Stellung oder den Kunden bei selbständigen Unternehmen unausbleiblich. Der Arbeitgeber kann nicht mit weiblichen Arbeitskräften rechnen, die in jahrelanger Tätigkeit eingearbeitet sind. Er benutzt die weiblichen Angestellten nur da, wo es sich um rasch erlernbare Fertigkeiten handelt, namentlich da, wo die größere Gewandtheit, Anpassungsgabe und Einfühlungsfähigkeit der Frau günstig zur Geltung kommen kann. Ein typisch weiblicher Beruf ist die Privatsekretärin. Es gibt dabei Stellungen, in denen die Frau, wenn sie entsprechend begabt ist, eine ungeheure Bedeutung in dem Betriebe haben kann, und doch ist jeder überzeugt, daß die Tätigkeit nicht von langer Dauer sein kann, daß irgend etwas nach einigen Jahren das Ende herbeiführt. Der Antrieb und Aufschwung der Frau erlahmt meistens nach einer gewissen Zeit, dann wird sie müde und unlustig. Es sind seltene Ausnahmenaturen unter den Frauen, die in ihrem Beruf festwurzeln, denen er nur immer lieber wird und die ihn mit nichts anderem eintauschen möchten.

Es ist schon durch diese Umstände begründet, daß weibliche Arbeitskräfte nur erwünscht sind, wenn sie in der Zeit ihrer besten Entfaltung stehen. Dazu kommt noch, daß das Äußere der Frau für den Erfolg, den sie im Leben hat, eine entscheidende Rolle spielt, nicht bloß infolge der erotischen Schwingung, die in alle Beziehungen zwischen Mann und Frau hineinklingt, sondern auch da, wo das sexuelle Moment völlig ausgeschaltet scheint. Eine alte, häßliche Verkäuferin ist selbst in einem Geschäft nicht gern gesehen, wo der Kundenkreis ausschließlich aus Frauen besteht. Eine Modistin wird sich hüten, unansehnliche und schlecht gewachsene Mädchen anzustellen. Eine häßliche Schauspielerin mögen auch die Frauen nicht auf der Bühne sehen. Eine junge, hübsche, frische Lehrerin wird mit ihren Kindern leichter fertig als eine alte, garstige Schulspinne. Gar bei allen den Berufen, welche die Frau in unmittelbare Berührung mit dem Manne bringen — denken wir nur an Stenotypistinnen — haben gealterte, reizlose weibliche Personen große Schwierigkeit anzukommen. Der Mann verlangt junge, lebendige, saubere und gut angezogene Wesen, auch wenn er der ehrsamste und harmloseste Mensch ist. Hat er etwas Hübsches vor sich, so fühlt er sich angeregt, die Arbeit geht leichter vonstatten, etwas Häßliches verschlägt ihm die Stimmung. Auch der Jäger sieht sein Jagdglück gefährdet, wenn ein altes Weib seinen Weg kreuzt. Es ist daher keineswegs so, daß der reizlosen Frau wohl der Weg zur Ehe erschwert ist, sie aber in einer Berufstätigkeit Ersatz finden kann. Im Gegenteil, wir sehen, daß auch unansehnliche Mädchen einen Mann finden, ja zum Teil sich außerordentlich günstig verheiraten, dagegen hemmt der Mangel an äußeren Vorzügen das Vorwärtskommen in einer Berufstätigkeit bei jeder Frau, die nicht durch eine ganz außergewöhnliche Begabung alle Hindernisse überwindet. Ob aber nicht auch auf einer solchen Frau der Fluch der Häßlichkeit lastet, ob ihr Denken und Empfinden nicht dadurch in bestimmte Bahnen gelenkt wird, daß sie die einfache, natürliche Wirkung der wohlgeratenen Frau auf ihre Mitmenschen nicht auszuüben vermag, bleibt immerhin eine offene Frage. Gewisse Erscheinungen in der Frauenbewegung und im politischen Leben legen einen solchen Schluß ziemlich nahe. Selbstverständlich darf das Äußere einer Frau nicht einfach in der Bildung der Gesichtszüge und Körperformen nach einer bestimmten Norm gesehen werden. Im Gegenteil wirken oft Frauen außerordentlich reizvoll, die nach einer solchen Norm beurteilt unbedingt als häßlich gelten müßten. Es kann doch eine viel engere Beziehung zwischen der äußeren Wirkung und der seelischen Beschaffenheit stattfinden, wie wir uns gewöhnlich denken.

Die eigentliche Tragik bei der Frau liegt aber darin, daß gerade die am meisten auf Broterwerb angewiesen ist, die am wenigsten in der Lage ist, ihn zu finden. Ein armes Geschöpf, das nicht anmutig und nicht liebenswürdig ist, kann an allen Türen anklopfen, ohne daß ihm irgendwo aufgetan wird. Und bei fast allen berufstätigen ledigen Frauen scheint die Schwierigkeit unüberwindlich, daß ein dauerndes Verbleiben in dem Berufe entweder von vornherein ausgeschlossen ist oder doch als ein lichtloser, durch eine öde Einsamkeit verlaufender Weg vor ihr steht. Den meisten schwebt die bange Frage vor: Was wird aus mir, wenn ich nicht heirate? Wenn sie ein gewisses Alter erreicht haben, müssen sie gewärtig sein, ihre Stellung zu verlieren, auch wenn ihre Kraft aushält und sie nicht von zunehmenden körperlichen Beschwerden befallen werden. Jedoch selbst beispielsweise eine Lehrerin, deren Existenz durch die feste Anstellung dauernd gesichert wird, sieht dem Altwerden mit Bangen entgegen. Es ist ein ewiges Einerlei, was sie erwartet, das Leben sich frei zu gestalten wie der Mann vermag sie nicht. Der Mann kann immer, wenn er will, die Gesellschaft und die wirtschaftliche Hilfe einer Frau finden, die unverheiratete Frau ist viel mehr darauf angewiesen, für sich selbst zu sorgen. Dabei drückt sie das Alleinsein im allgemeinen mehr als den Mann. Bei ihr ist die Einsamkeit nicht selbstgewollt wie beim Mann, sie ist ihr aufgezwungen. Das Heim, das die Frau nicht mit einem zugehörigen Wesen teilt, dünkt sie leer und kalt. Sie fühlt eine klaffende Lücke in ihrem Leben. Selten nur wird diese Lücke durch Verwandte ausgefüllt, mit denen das alternde Mädchen zusammenleben kann. So kommt dieser Typus zustande, den wir als „alte Jungfer“ bezeichnen, dieses seelische Vertrocknen, diese Mischung von Verbitterung und Engherzigkeit. Ängstlich festgebannt in die Enge der allmählich angenommenen Lebensgewohnheiten, verliert das einsame Geschöpf das Verständnis und das warme Gefühl für die Freuden und Leiden seiner Mitmenschen.

Hiernach zeigt sich schon einigermaßen klar, wie wir das Problem der ledigen Frau aufzufassen haben. Es ist ein Teil des weiblichen Geschlechts, indem er nicht zu dem Gemeinschaftsleben mit einem Manne gelangt, dazu verurteilt, unter Daseinsbedingungen zu stehen, die vielfach mit großen wirtschaftlichen Schwierigkeiten verknüpft sind und meistens eine seelische, zum Teil auch eine körperliche Verkümmerung zur Folge haben. Das Problem ist deshalb ein sehr schweres und ernstes. Gewiß gibt es Frauen, die zur Heirat nicht geeignet sind und auch kein Verlangen danach haben. Dahin gehören zunächst die, welche sexuell abnorm veranlagt sind, entweder indem sie gleichgeschlechtlich disponiert oder indem sie geschlechtlich vollkommen unempfindlich sind. In beiden Fällen kann eine Ehe immer nur ein Unglück für beide Teile bedeuten. Dazu kommen die körperlich oder geistig Mißratenen, die, selbst wenn sie einer Ehe zustreben, doch davon ausgeschlossen bleiben müssen, in den meisten Fällen auch wohl keinen Mann finden, der sie zur Ehe begehrt. Aber diese Fälle sind doch nur Ausnahmen und bilden nur einen kleinen Bruchteil der Frauen, die tatsächlich ledig bleiben.

Im Sinne des Standesamtsregisters gelten als ledig alle weiblichen Personen, die noch keine Ehe eingegangen haben. Man kann geltend machen, daß diese Begriffsbestimmung für das Problem, das wir hier behandeln, nicht die entscheidende ist. Denn auf der einen Seite gibt es eine große Anzahl Frauen, die mit einem Manne zusammenleben, ohne mit ihm gesetzlich verheiratet zu sein, auf der anderen Seite fallen die verwitweten und geschiedenen Frauen wieder in die Existenzbedingungen der ledigen Frau zurück. Es würde aber die Betrachtung außerordentlich erschweren, wenn wir etwa auf die einzelnen Korrekturen eingehen wollten, die hiernach die gezogenen Schlüsse erfahren müßten. Ein kurzer Blick genügt nämlich, um zu zeigen, wie verschiedenartig und unübersehbar die Verhältnisse sind, die sich bei diesen Übergangsformen darbieten. Es gibt beispielsweise freie Ehen, welche die Festigkeit gesetzlicher Ehen besitzen, aber auch sehr häufig kommt ein vorübergehendes Zusammenleben vor, das dem weiblichen Teil keineswegs den Charakter der ledigen Frau nimmt. Ferner gibt es viele Frauen, welche die Stellung einer Hausfrau versehen, ohne in geschlechtlicher Gemeinschaft mit einem Manne zu leben. Man wird vielleicht geneigt sein, diese ohne weiteres zu den ledigen Frauen zu rechnen. Dann überschätzt man aber wieder die Bedeutung des Geschlechtsverkehrs. Auch in manchen Ehen hört dieser, namentlich bei zunehmendem Alter der Ehegatten, auf, ohne daß deshalb der Charakter der ehelichen Gemeinschaft verloren geht. Namentlich bleiben die wirtschaftlichen und sozialen Bedingungen unverändert. So kann auch eine Hausdame oder Haushälterin in Lebensverhältnisse hineinwachsen, die ihre wirtschaftliche Lage und seelische Verfassung als kaum verschieden von der einer verheirateten Frau erscheinen läßt. Was nun die früher einmal verheirateten Frauen betrifft, so sind sie auch keineswegs den ledigen Frauen gleichzusetzen. Gewiß gibt es Verhältnisse, in denen die Gleichsetzung als berechtigt erscheint. Ist der Mann nach kurzer Ehe gestorben, die Ehe kinderlos geblieben und die Frau ohne wirtschaftliche Sicherung zurückgelassen, so ist sie von der ledigen Frau kaum verschieden. Stirbt aber der Mann nach längerer Ehe und die Witwe lebt mit ihren Kindern in einem geordneten Hauswesen weiter, ohne durch materielle Sorgen gedrückt zu sein, so wird niemand daran denken, sie mit einer ledigen Frau zu vergleichen. Wir können eben nur sagen, daß durch die verschiedenen möglichen Übergangsformen die Zahl der ledigen Frauen einen gewissen Abstrich, auf der anderen Seite aber auch wieder einen Zuwachs erfährt, so daß im großen und ganzen sich doch ein Ausgleich herausstellt. Wir werden als ledige Frau im engeren Sinne die nicht zur Eheschließung gelangte, nicht in Gemeinschaft mit einem Manne lebende Frau ansehen und auf diese zunächst die Betrachtung beschränken müssen. Welche Modifikationen sich für die Übergangsformen ergeben, wird sich jeder im großen und ganzen selbst zurechtlegen können.

Es fragt sich nun aber, welches Ergebnis können wir überhaupt von der Erörterung des Problems der ledigen Frau erhoffen. Wenn wir eine Besserung suchen, so kann sie nur in der Abänderung bestehender gesetzlicher oder behördlicher Bestimmungen, in einer Beseitigung gesellschaftlicher Vorurteile und einer Veränderung wirtschaftlicher Bedingungen gefunden werden. Dabei sind nun aber zwei Richtungen zu unterscheiden. Entweder wird dahin gestrebt, die Anzahl der ledig bleibenden Frauen nach Möglichkeit zu verringern, also die Voraussetzungen für eine Eheschließung zu erleichtern und die Geneigtheit zur Eingehung einer Ehe zu erhöhen, oder aber man geht den anderen Weg und sucht das Los der ledigen Frau zu erleichtern, man strebt dahin, auch der ledigen Frau ein befriedigendes Dasein zu sichern. Dann wird die Wirkung gerade die umgekehrte sein. Die Anzahl der Ehen wird sich eher vermindern als vermehren. Denn zweifellos heiraten jetzt viele Mädchen bloß, um dem gefürchteten Schicksal der ledigen Frau zu entgehen, und sie werden es nicht mehr tun, wenn dieses Schicksal nicht mehr als so schrecklich erscheint. Es läßt sich für diese Auffassung geltend machen, daß derart viel Unglück aus der Welt geschafft wird. Denn die Ehen, die von dem einen Teil eingegangen werden nur um der Versorgung willen, bergen in der Tat die Gefahr in sich, daß sie zu keinem guten Ende führen. Trotzdem aber die zu erwartende Wirkung, je nachdem man sich auf den einen oder den anderen Standpunkt stellt, eine verschiedene ist, braucht man sich doch nicht unbedingt für eine von beiden Richtungen zu entscheiden. Man kann sehr wohl beides vereinen: die Eheschließung fördern und doch auch das Leben der unverheirateten Frau erfreulicher gestalten und ihre Existenzmöglichkeiten erhöhen. Dann würde wohl die Anzahl der Eheschließungen ungefähr dieselbe bleiben, aber es gäbe weniger unglückliche Ehen.

II.

Wir wollen zuerst die Frage prüfen, welche Aussichten der erste der beiden bezeichneten Wege verheißt. Es geht also darum, ob es möglich ist, die Zahl der unverheiratet bleibenden Frauen so zu verringern, daß man annehmen kann, nur die wirklich zur Ehe ungeeigneten Frauen blieben übrig. Wir müssen zu diesem Zweck das auch sonst in der Reihe dieser Veröffentlichungen herangezogene Hilfsmittel der Statistik verwenden. Erst aus den hierbei sich ergebenden Zahlen gewinnen wir ein klares Bild. Beginnen wir damit, daß wir einfach die Anzahl der Lebenden beiderlei Geschlechts vergleichen! Wir nehmen, um uns auf normale Verhältnisse zu stützen, in denen nicht die Kriegsverluste zur Geltung kommen, das Ergebnis der Zählung vom 1. Dezember 1910. Danach waren in dem damaligen Deutschen Reiche

	Männliche	Weibliche
ledig	19 516 340	18 591 604
verheiratet	11 608 028	11 621 685
verwitwet	866 676	2 583 872
geschieden	49 122	88 666
zusammen	32 040 166	32 885 827

Es waren also rund 846 000 weibliche Personen mehr da als männliche. Die Anzahl der verheirateten Männer und Frauen muß natürlich ziemlich genau gleich sein. Was aber sofort auffällt, ist, daß die Zahl der Witwen um rund 1 700 000 größer ist als die Zahl der Witwer, also um das Doppelte größer als der Überschuß der weiblichen Bevölkerung über die männliche. Das liegt natürlich daran, daß der verwitwete Mann viel leichter wiederheiratet als die verwitwete Frau und dann meistens eine ledige Person als Gattin wählt. Dieses Schicksal der Frau, nach dem Tode ihres Mannes meistenteils keine neue Ehe eingehen zu können, werden wir schwer ändern können. Aber gerade in Fällen, wo die verwitwete Frau allein bleibt, sind meistens Kinder da, sie hat ihr eigenes Heim, ihr Los ist also mit dem des unverheirateten Mädchens nicht zu vergleichen. Im Gegenteil es wird uns, wenn nun einmal weniger Männer da sind als Frauen, als ein, ja als der einzige Ausweg erscheinen, daß eine größere Anzahl von Männern als von Frauen wiederholt heiratet.

Nun aber ist die Frage noch nicht beantwortet, wieviel erwachsene Männer weniger da sind als Frauen, denn in den angegebenen Zahlen sind auch die Unerwachsenen mitgerechnet. Es werden bekanntlich mehr Knaben geboren als Mädchen, in den frühen Lebensaltern ist also ein Überwiegen des männlichen Geschlechtes vorhanden, und erst vom 22. Lebensjahr ab überwiegt die Zahl der weiblichen Personen. Greifen wir nur die Jugendlichen heraus, so waren

	männlich	weiblich
unter 12 Jahre alt . .	9 104 133	9 008 040
12 bis unter 14 Jahre .	1 379 621	1 370 459
14 bis unter 18 Jahre .	2 608 851	2 600 684
zusammen	13 092 605	12 979 183

Der Überschuß des männlichen Geschlechts unter den Jugendlichen beträgt also rund 113 000, man wird demnach sagen können, daß die Anzahl der erwachsenen ledigen männlichen Personen um etwa 730 000 geringer ist als die der weiblichen. Nun können wir aber wohl die Mädchen mit 18 Jahren als heiratsfähig ansehen, nicht jedoch die Jünglinge im gleichen Alter. Wir müssen also bei den männlichen Personen mindestens zwei Jahresklassen zuzählen. Dadurch verschiebt sich aber wesentlich das Bild. Die zwei Jahresklassen machen nämlich 1 216 000 Personen aus, so daß rund gerechnet 2 Millionen weibliche Personen mehr für die Eheschließung in Betracht kommen als männliche. Aber auch diese Überzahl wäre zu decken dadurch, daß die Witwer der Mehrzahl nach wieder heiraten, die Witwen aber nicht. Der Fall ist also keineswegs aussichtslos. Es könnten alle körperlich und seelisch dafür geeigneten Frauen zur Ehe gelangen trotz ihrer Überzahl den Männern gegenüber. Voraussetzung ist aber dabei, daß die Altersspannung zwischen Mann und Frau nicht mehr als durchschnittlich zwei Jahre beträgt, um die der Mann älter ist.

Wir sind damit zu einem Punkte gekommen, der von außerordentlicher Wichtigkeit ist. Wenn die Männer durchschnittlich viel später heiraten als die Frauen, so kommen naturgemäß weniger Frauen zur Ehe als Männer, denn unter den Lebenden fallen bei den Männern noch mehr Jahresklassen aus, die für die

Ehe nicht in Betracht kommen. Man könnte etwa nur gegenüberstellen die Frauen vom 19. Lebensjahre ab und die Männer vom 26. Lebensjahre ab und der sich ergebende Überschuß an Frauen bliebe unversorgt. Wie liegen nun oder lagen vorm Kriege die Verhältnisse? Wenn man die Tabelle der Reichsstatistik für 1913, welche die Anzahlen der Eheschließenden nach Alter des Mannes und der Frau enthalten, sich ansieht, so findet man, daß sich die größte Anzahl der Eheschließenden bei den Männern im 26., bei den Frauen im 23. Lebensjahr findet. Das ist aber nicht allein maßgebend. Es fragt sich auch, wie nach den oberen Jahren hin die Aussicht, eine Ehe zu schließen, sich gestaltet. Da zeigt sich denn, daß mit 30 Jahren doppelt so viel Männer eine Ehe schließen wie Frauen. Die Aussichten nehmen demnach mit zunehmendem Alter für die Frauen rascher ab als für den Mann. Es ist im übrigen zu begreifen, daß die Altersspannung um so geringer ist, je jünger der Mann heiratet. So wählen von den Männern, die mit 23 Jahren heiraten, die meisten 22jährige Frauen, von denen die mit 24 Jahren heiraten, die meisten wiederum 22jährige Frauen, von denen, die mit 30 Jahren heiraten, die meisten 24jährige Frauen, von denen, die mit 35 Jahren heiraten, die meisten 25jährige Frauen, von denen, die mit 40 Jahren heiraten, die meisten 28jährige Frauen. Die Altersspannung wird also in der Tat immer größer.

Wir gelangen damit zu dem wichtigen Schlusse, daß, wenn das Problem der ledigen Frau seine Lösung durch eine Förderung der Eheschließungen finden soll, dafür die unerläßliche Voraussetzung eine möglichste Herabsetzung des Eheschließungsalters bei dem Manne ist. Machen wir uns noch klar, daß die Statistik alle Stände zusammenschließt, daß wir aber bei den unteren Ständen durchweg ein niedrigeres Heiratsalter, soweit der männliche Teil in Betracht kommt, finden als bei den oberen Ständen. Die Männer kommen viel schneller zu Brot und sie heiraten bald, wenn sie ein ausreichendes Einkommen haben. Ihre Existenz ist, wenn sie nicht bei den Eltern wohnen, sondern als Schlafbursche oder in einer dürftigen Kammer Unterkommen suchen müssen, derart, daß sie den verheirateten Zustand als eine entschiedene Verbesserung empfinden. In den oberen Ständen ist es dagegen so, daß dem unverheirateten jungen Manne alle Freuden des Daseins offen stehen. Er hat ein behagliches, sorgenloses Dasein, Geselligkeit in reichem Maße und, was die Hauptsache ist, unsere sozialen Verhältnisse sind derart, daß er sich in geschlechtlicher Beziehung keinerlei Entsagung aufzuerlegen braucht. Er findet mit Leichtigkeit ein niedliches „Verhältnis“, dem er durch den Schimmer seiner überlegenen Bildung und gesellschaftlichen Stellung imponiert, ja auch in seinen eigenen Kreisen sind ihm vielfach Anschlußmöglichkeiten genug gegeben. Lästiger Ansprüche kann er sich leicht erwehren. Er hat nur das Vergnügen, den Kummer und die Not überläßt er anderen.

Das Problem der ledigen Frau ist im wesentlichen ein Problem der sozial gehobenen Bevölkerungskreise. Im Proletariat findet es sich kaum. Selbst Hausangestellte, die im Dienst gealtert sind, fühlen sich eigentlich nicht gedrückt. Sie sind mit der Familie, in der sie tätig sind, schließlich verwachsen, nehmen Anteil an ihrem Wohl und Wehe und sind eigentlich glücklicher als in einem proletarischen Hauswesen. Schließlich finden sie mit ihren Ersparnissen auch noch eine geeignete „Partie“ oder gründen sich damit eine selbständige Existenz, irgendeinen kleinen Handel, der ihnen nicht bloß Beschäftigung, sondern im Verkehr mit den Kunden auch Unterhaltung gewährt. Sodann dürfen wir nicht vergessen, daß in den unteren Ständen das sexuelle Moment eine ganz andere Beurteilung findet wie in den oberen Schichten. Die Keuschheitsforderung wird hier kaum im Ernste an die weibliche Jugend gestellt, während sie in der bürgerlichen Gesellschaft streng festgehalten wird. Daher ist die Daseinsbeschränkung der ledigen Frau eine viel geringere. Im Gegenteil, die unverheiratete Frau hat viel mehr Gelegenheit, sich zu „amüsieren“, als die verheiratete, und die Mädchen aus dem Volke schieben vielfach mit Absicht den Zeitpunkt ihrer Verheiratung hinaus, um vorher noch ihr Leben zu genießen. Der vornehme Liebhaber gefällt ihnen besser und bietet ihnen mehr, als später der ihren Kreisen entstammende Gatte.

Nun wirkt aber eine Hinauszögerung der Eheschließung bei der Frau, wenn damit keine Verminderung ihrer Heiratsaussichten verbunden ist, offenbar in dem gleichen Sinne wie eine Herabsetzung des Heiratsalters bei dem Manne. Es sind also bei der proletarischen Bevölkerung eigentlich solche Verhältnisse vorhanden, daß man kaum noch einen weiteren Ausgleich des Heiratsalters bei Mann und Frau anzustreben braucht. Wie steht es nun aber mit der Heraufsetzung des Heiratsalters bei den Mädchen der bürgerlichen Gesellschaft? Es galt früher in dieser Gesellschaft als ein Ruhm für die Eltern, wenn sie ihre Töchter recht früh an den Mann brachten. Das hat sich nun allmählich allerdings etwas geändert. Die Spekulation auf die Ehe und das Angeln nach einem Bräutigam ist allgemach der würdigeren Auffassung gewichen, für die Mädchen eine Ausbildung und eine auf diese Ausbildung gestützte Existenz zu suchen, die sie von der Notwendigkeit befreit, sich um ihrer Versorgung und Befriedigung willen zu verheiraten.

Mit dieser Umstellung der weiblichen Jugend, die ihrer geistigen Ausbildung ein ganz anderes Gewicht und einen ganz anderen Ernst verleiht, ist auch eine Umwandlung in dem ganzen Habitus des jungen Mädchens verbunden. Es ist nicht mehr das Zierpüppchen oder das sittige Haustöchterchen, das es vordem war, und das je nachdem durch möglichst glänzende Aufmachung oder durch seine hausfraulichen Tugenden empfohlen wurde, sondern es wird ein freier, dem Manne unbefangen und selbständig gegenübertretender Mensch, und je mehr es sich dieser inneren Veränderung bewußt wird, um so mehr wird es sie auch äußerlich in die Erscheinung treten lassen. An die Stelle einer übermäßigen Hervorhebung der geschlechtlich anreizenden Körpergegenden durch Schnürbrust sowie Schnitt und Aufputz der Kleidung tritt eine bequeme, praktische, die Wellungen des weiblichen Körpers mildernde Gewandung. Statt das Haar in künstlichen Formen aufzubauen, wird es kurz abgeschnitten oder einfach geordnet, der Trippelschritt wird durch einen ungezierten Gang ersetzt. Das Mädchen nähert sich in seinem ganzen Gebaren dem Manne mehr an, es bekommt einen virilen Einschlag. Dafür gibt der Mann die Mittel auf, durch die er seine Verschiedenheit von der Frau betonen und gerade als anders geartetes Wesen imponieren und anlocken wollte. Statt einen martialischen Bart zu tragen, rasiert er das Gesicht glatt ab, er wird empfänglich für bunte Farben in seiner Kleidung, sorgfältiger in der Pflege seines Körpers und seelisch anpassungsfähiger an das weibliche Empfinden. Kurz gesagt, er bekommt einen femininen Einschlag. Womit aber nicht bedingt ist, daß er die eigentlichen Kennzeichen männlichen Wesens, Mut und Tatkraft, aufgibt. Im Gegenteil, er wird Wert darauf legen, sich kühn und entschlossen zu zeigen, schon um der Frau nicht nachzustehen, die sich ihrerseits die körperliche Betätigung mehr und mehr erobert. Der Wettkampf der Geschlechter hört nicht auf, nur spielt er sich nicht mehr so ab, daß jedes Geschlecht sich sein Gebiet vorbehält, daß es sich nach Möglichkeit von dem des anderen absondert, vielmehr treffen sich die Geschlechter auf demselben Gebiet, ihr Verkehrston wird damit kameradschaftlicher, das Paradieren und Kokettieren hört auf, sie reden einander nicht mehr gehaltloses Zeug vor, das erst durch die in Ton, Miene, Gebärde sich ausdrückende sexuelle Anreizung Sinn und Bedeutung empfängt. Gleichwertige Bildung und gemeinsame Interessen geben die Möglichkeit zu sachlichen Gesprächen, die nicht mehr von vornherein einen erotischen Hintergrund haben. Durch alles das wird aber die Kameradschaftsehe außerordentlich begünstigt, die annähernde Gleichaltrigkeit gewöhnlich voraussetzt und, namentlich wenn beide Teile erwerbsfähig sind, auch nicht mehr mit einer finanziellen Spekulation verknüpft ist. Wir müssen dazunehmen, daß die Mädchen, indem sie geistig stärker in Anspruch genommen werden, sich langsamer entwickeln als früher, wo sie mit sechzehn Jahren schon auf den Heiratsmarkt geführt wurden, die Knaben dagegen durch die schon frühzeitig unwiderstehlich einsetzende Berührung mit dem Leben, die im allgemeinen mit einem hartnäckigen passiven Widerstand gegen die Schulbildung und Schulzucht verbunden ist, sich rascher entwickeln als früher. So tritt ein gewisser Ausgleich in der Reifungszeit von Knaben und Mädchen ein. Der Unterschied in den als gleichwertig anzusehenden Entwicklungsaltern wird verringert. Die körperliche Seite braucht von der Veränderung nicht berührt zu werden, das Entscheidende ist doch der seelische Zustand und die geistige Verfassung. Die ausgesprochene geistige Minderwertigkeit des weiblichen Geschlechtes gegenüber dem männlichen ist schon erheblich zurückgegangen und damit hört auch die Bevormundung der Frau durch den Mann mehr und mehr auf. Die Frau ist fähig selbständiger aufzutreten, auch in Angelegenheiten, die nicht unmittelbar das Hauswesen betreffen. Damit werden Mann und Frau gleichstrebende Gefährten, die Schulter an Schulter den Kampf ums Dasein kämpfen, sich gegenseitig anregend und fördernd.

Derart werden aber auch die Anforderungen herabgesetzt, die an den Mann zur Führung der Ehe gestellt werden. Er braucht nicht erst eine reife Lebenserfahrung gesammelt zu haben, um allen Schwierigkeiten gewachsen zu sein, und deshalb ist es ohne Bedenken für ihn, wenn er in jüngeren Jahren heiratet. Er wird auch die Annehmlichkeit nicht verkennen, gleichzeitig eine geistig ebenbürtige Freundin und eine zärtliche Geliebte neben sich zu haben. Nun wird man allerdings vielleicht hervorheben, daß durch alles das die Frau nicht davon befreit wird, früher zu verblühen als der Mann, ihre Geschlechtsfunktionen der Hauptsache nach zu verlieren, wenn der Mann noch einen neuen Aufschwung erfährt und nach einem geeigneten Gegenstand für die Betätigung seiner noch nicht erlahmten Triebe verlangt. Ich sehe dieses Bedenken aber nicht für entscheidend an. Erstens kann man hoffen, daß das Klimakterium bei einer gesunden, körperlich regsamen Frau sich weit genug hinausschiebt, damit auch der Mann in dieser Zeit nicht mehr nach einem besonderen Reiz verlange; zweitens aber wird in einer guten, früh geschlossenen Ehe die auf einer jahrzehntelangen Gemeinschaft aufgebaute seelische und geistige Bindung so überwiegen, daß die grobsinnlichen Momente dagegen zurücktreten.

Allerdings auf das bekannte Sprichwort „Jung gefreit hat niemand gereut“ darf man sich nicht verlassen. Sprichwörter sind fast immer dazu da, um eine Unwahrheit oder Halbwahrheit zu stützen. Der junge Mann kann eine tiefgehende Umwandlung erfahren, die ihn der früh gewählten Gefährtin völlig entfremdet, auch wenn er vorher in leidenschaftlicher Liebe an ihr gehangen hat. Es muß daher die Möglichkeit einer Lösung bestehen, damit nicht beide Teile in der allen Störungen zum Trotz durchgeführten Ehe zugrunde gehen. Die Lösung wird gewiß immer Schwierigkeiten bieten, wenn der eine Teil die Notwendigkeit der Trennung nicht begreift und anderseits keine greifbare Verfehlung auf seiner Seite vorliegt. Wenn aber beide Teile die Unhaltbarkeit des ehelichen Zusammenlebens einsehen und den festen Willen haben auseinanderzugehen, dann sollte das Gesetz ihnen keine unnötigen Schwierigkeiten bereiten. Religiöse Bedenken können für die Rechtsprechung doch nicht maßgebend sein, die bürgerliche Ehe ist nicht die kirchliche Ehe. Daß die augenblicklich in Deutschland geltenden Gesetze ungeeignet sind und überhaupt nur durch eine von der Absicht des Gesetzgebers abweichende Deutung bei ihrer Handhabung überhaupt erträglich gemacht sind, braucht nicht besonders betont zu werden. Es ist genügend auseinandergesetzt worden, wie unwürdig und unehrlich es ist, immer eine „schwere Verfehlung“ feststellen zu müssen, wenn nichts weiter vorliegt, als daß zwei Menschen nicht miteinander auskommen können. Gewiß, man soll das Auseinandergehen nicht zu leicht machen. Aber es ist nicht einmal so, daß die Scheidung jetzt auf Grund einer eingehenden Prüfung der vorliegenden Verhältnisse oder wenigstens der ernsten, beharrlichen Willensäußerung der auseinanderstrebenden Gatten erfolgt. Weil immer eine Schuld gefunden werden muß, hat man sich gewöhnt, auch mit geringfügigen, oft nur konstruierten Verfehlungen zufrieden zu sein. Aber immerhin ist das Ergebnis des Prozesses in weitgehendem Maße von der Willkür der Richter abhängig, und darin liegt ein großer Übelstand. Wenn wir wollen, daß die Menschen jung heiraten, daß sie ihre geschlechtliche Befriedigung nicht außerhalb der Ehe suchen, dann dürfen wir sie nicht unauflöslich aneinander ketten, auch wenn sie dabei zugrunde gehen. Wir müssen ihnen die Möglichkeit geben, auch ohne den Nachweis einer Schuld sich zu trennen, aber wir sollen es auf der anderen Seite ernster damit nehmen als es jetzt geschieht, festzustellen, ob auch ein stichhaltiger Grund zur Scheidung vorliegt. Ein solcher Grund ist das Aufhören der seelischen Gemeinschaft, aber dies Aufhören braucht keine Schuld von einer oder beiden Seiten in sich zu schließen.

Noch an einer anderen Stelle findet sich ein schreiender Widerspruch zwischen Gesetzgebung und Praxis, und damit berühren wir den heikelsten Punkt, der bei dem Gedanken einer Förderung der frühen Eheschließung in Frage kommt. Es besteht nämlich die Gefahr, daß bei der ungünstigen wirtschaftlichen Lage eines jugendlichen Ehepaares das Kind nicht als ein Segen, sondern als eine Last empfunden wird und daß man zunächst die Empfängnis zu verhüten und, wenn das nicht gelingt, die Folgen des ehelichen Verkehrs zu beseitigen sucht. Nun ist der Eingriff in das keimende Leben unter strenge Strafe gestellt, aber die Verhältnisse haben sich mächtiger erwiesen als das Gesetz. Der künstliche Abort hat sich immer weiter ausgebreitet und fast erschreckende Ausdehnung angenommen, ohne daß die Gerichte dagegen Abhilfe schaffen konnten. Es ist deshalb die Bewegung immer stärker geworden, welche die Beseitigung der hierher gehörigen Strafbestimmungen zum Ziele hat. Namentlich die Ärzte treten fast geschlossen dafür ein. Dagegen befürworten alle religiös gebundenen Kreise eifrig die Beibehaltung der bestehenden Gesetze. Ich muß allerdings sagen, daß ein Gesetz, das nicht zur Anwendung kommt, sondern nur ein wenig wirksames Abschreckungsmittel bedeutet und höchstens aus einer großen Zahl einen Unglücklichen herausgreift, um an ihm ein warnendes Exempel zu statuieren, keine Daseinsberechtigung besitzt. Wenn man tausend Diebe hat laufen lassen, darf man den tausendundersten nicht hängen. Die Erlassung eines Gesetzes schließt die Verpflichtung für die Behörden in sich, seine Durchführung mit allen Mitteln zu betreiben, aber wenn statt dessen die Augen zugemacht werden, weil sich doch nichts ändern läßt, so ist auch die unwirksame Bestimmung zu tilgen. Soll das ungeborene Kind den Rechtsschutz des Staates genießen, und das ist die entscheidende Frage, so muß der Staat auch imstande sein, diesen Rechtsschutz zu gewähren. Dazu genügt nicht einfach das bequeme Mittel, eine Strafbestimmung zu erlassen, sondern erst eine positive Fürsorge. Aber eine solche kostet Geld und Arbeit, und staatliche Fürsorgemaßnahmen haben wir in der gegenwärtigen Zeit weniger zu erhoffen als je. Mit der Strafandrohung ist es nicht getan, man soll auch die Versuchung, das Gesetz zu übertreten, nach Möglichkeit beseitigen. Es darf nicht ungesagt bleiben, wie fördernd es wäre, wenn für die hoffende Frau und für die Säuglinge mehr gesorgt würde. Man vergegenwärtige sich, wie schlimm eine erwerbstätige Frau daran ist, wenn sie ein Kind erwartet. Sie läuft Gefahr, ihre Stellung zu verlieren, und hat sie das Kind zur Welt gebracht, hat sie die große Schwierigkeit zu überwinden, wie sie es pflegen soll. Die Unterbringung in einem Säuglingsheim, wenigstens für die Arbeitsstunden, ist da noch die beste Lösung, und auch den jungen Ehepaaren, bei denen beide Teile berufstätig sind, die eine sehr beschränkte Häuslichkeit haben, wäre ein großer Dienst erwiesen, wenn ihnen die Kinderpflege erleichtert würde, und die künstliche Bewahrung des kinderlosen Zustandes würde doch wohl der Freude an dem Kinde weichen, die wir erhalten müssen, soll nicht die Nation zugrunde gehen.

Eine andere Forderung ist mit gleicher Entschiedenheit zu stellen: die Beseitigung aller Zölibatsforderungen bei weiblichen Berufen. Wir können eine durchgängige und frühzeitige Eheschließung nur erreichen, wenn im Notfalle die Frau imstande ist zum Lebensunterhalte durch ihre Arbeit beizusteuern. Wenn der Staat für seine eigenen Betriebe den angestellten weiblichen Personen die Eheschließung verbietet, so ist er das ärgste Hemmnis für eine Lösung des Problems der ledigen Frau. Er leugnet damit, daß dieses Problem vorliegt und von staatlichem oder sozialem Belange ist. Auf der einen Seite macht der Staat die Familie zum Eckpfeiler seines Aufbaues und dann erschwert er wieder die Familienbildung. Darin liegt ein krasser Widerspruch. Wir dürfen allerdings nicht verkennen, daß die offene Zölibatsforderung des Staates keineswegs die einzige ist. Die Gepflogenheit der Privatbetriebe, für einen großen Teil ihrer weiblichen Angestellten nur ledige Personen zuzulassen, trifft eine viel größere Zahl von Frauen. Vielfach ist der Grund einfach der, daß die verheiratete Frau nicht mehr das gleiche Entgegenkommen zeigt und den gleichen erotischen Reiz auf den Prinzipal oder die Kunden ausübt wie das unverheiratete Mädchen. Vielfach ist auch die Befürchtung maßgebend, daß die verheiratete Frau durch ihre häuslichen Interessen abgelenkt wird, daß sie an Mann und Kind denkt und keine rechte Teilnahme für ihre Berufsarbeit aufbringen kann. Von diesen beiden Gründen ist der erste ein unwürdiger, der zweite ein unrichtiger. Gerade die verheiratete Frau weiß, wofür sie arbeitet, sie wird alles tun, ihre Stellung nicht zu verlieren, weil sie damit nicht bloß den Lebensunterhalt für sich einbüßt, sondern auch ihren Kindern das Brot nimmt. Gerade die Mädchen sind durch Liebesgedanken häufig in Anspruch genommen und deshalb zerstreut und nachlässig in der Arbeit. Die verheiratete Frau dagegen hat das Gleichgewicht ihrer Triebe gefunden und will nur das erhalten, was sie besitzt. Freilich, das muß immer wiederholt werden, es ist für die erwerbende Frau notwendig, daß ihr die Sorge um Haus und Kinder für die Dauer ihrer Berufsarbeit von den Schultern genommen wird, daß sie sich nicht ängstlich fragen muß: was geschieht, während ich fort bin? sondern, daß die Kinder unterdessen ordentlich untergebracht sind und für die Notdurft des Lebens, Essen und Wohnung, irgendwie Rat geschaffen wird.

Es liegt mir selbstverständlich fern, die Erwerbstätigkeit der verheirateten Frau als Norm aufzustellen, im Gegenteil, je ausschließlicher die Frau dem Hause erhalten bleibt, um so besser ist es. Nur in den Fällen, wo sie aus irgendwelchen Gründen zu den Kosten des Lebensunterhalts beisteuern muß, kann eine Berufsarbeit der Frau gerechtfertigt erscheinen. Vor allen Dingen soll nicht eine Eheschließung daran scheitern, daß im ledigen Zustande Mann und Frau beide gut verdienen, aber wenn sie einen Hausstand gründen, das Einkommen des einen Teils verloren geht. Dann sollen sie heiraten können, ohne daß die Frau ihres Erwerbes verlustig geht. Im übrigen ist doch der Zustand der verheirateten Frau, die durch ihr Hauswesen nicht genügend beschäftigt ist und nun nicht weiß, was sie mit ihrer Zeit anfangen soll, keineswegs ein erfreulicher. Es entstehen dann diese Verhältnisse, wo die Frau aus purer Langeweile auf alle möglichen dumme Gedanken kommt, wo sie dem Manne den Vorwurf macht, daß er sie vernachlässige, während er doch seine Zeit verwendet, um für sich und sie zu sorgen, wo sie, wenn der Mann müde und abgeschlagen nach Hause kommt, alles auf ihn abladt, was sich inzwischen in ihr angesammelt hat, und bitter enttäuscht ist, daß er lieber ein freundliches Gesicht sehen als Klagen anhören, und lieber sich ausruhen, als sich in einen Strudel sogenannter Unterhaltung und Geselligkeit in und außer dem Hause stürzen will. Dann kommen die „unverstandenen Frauen" zustande, die haltlos herumgeistern, nach einer mitfühlenden Seele, vorzüglich männlichen Geschlechtes, suchen und, wenn sie wohlhabend genug dazu sind, nervenleidend werden und die Sanatorien und Kurorte bevölkern, namentlich solche, in denen Gelegenheit zu Vergnügungen und Erlebnissen geboten ist. Es ist so viel Arbeit zu leisten, auch solche, für welche die Frau gut geeignet ist, daß es wirklich ein Segen wäre, wenn die Zahl der müßiggängerischen Frauen, ledigen und verheirateten, weiter verringert würde. Das würde der Gesamtheit und den in Betracht kommenden Frauen selbst nur zum Heile dienen. Auch der Reinmacheteufel, der schon manches Eheglück vernichtet hat, ist eine Folge davon, daß die Frau keine rechte Beschäftigung hat und nun, wenn sie danach geartet ist, sich die Beschäftigung auf die Weise sucht, daß sie eine übermäßige Sorgfalt auf die Pflege der Wohnung verwendet. Dann wird schließlich die Wohnung alles und der Bewohner Nebensache. Es wird vergessen, daß der Mensch nicht für die Wohnung, sondern die Wohnung für den Menschen da ist. Der Mann muß in der Küche oder in einer abgelegenen Kammer essen, damit die schönen Zimmer nicht gleich wieder schmutzig werden, er darf die geheiligten Räume nicht einmal betreten, geschweige denn sich in ihnen aufhalten, er sitzt irgendwo in einem Winkel, verärgert und gelangweilt, die Frau hat für ihn weder Zeit noch Aufmerksamkeit, die Wohnung ist der Götze, dem sie ihr Familienglück opfert. Das Gegenstück ist die Frau, die ihre geistige Öde in den Straßen, Geschäften, Teestuben und befreundeten Familien, bisweilen auch an Stellen, über die sie nicht sprechen kann, zu ersticken sucht, ihr eigenes Haus vernachlässigt, den Mann allein läßt und um die Kinder sich nicht kümmert. Die Frauenarbeit ist ganz gewiß nicht ein solcher Übelstand, wie die Beschäftigungslosigkeit eines großen Teiles der Frauen niederen und höheren Standes.

Beschäftigung und Erwerb fallen natürlich keineswegs zusammen. Im Gegenteil, der erwünschte Zustand ist gerade der, wo die verheiratete Frau nicht um Lohn arbeiten muß, sondern außer der Fürsorge für Haus und Familie nur solche Dinge treibt, die sie selbst geistig und seelisch fördern und damit auch belebend und anregend zurückwirken auf ihre Angehörigen. Wenn die Kindererziehung zum größten Teile der Frau zufällt, wie es schon Pestalozzi als zu erstrebendes Ziel hingestellt hat, so gehört dazu, daß sie auch in den Stunden, wo die Kinder nicht um sie sind, sich müht, das sich anzueignen, was hierzu nötig ist. Wenn aber die Frau ihre eigene Bildung vernachlässigt, niemals den Sinn des Daseins und den Ernst des Lebens erfaßt hat, so ist sie spielerisch und äußerlich auch in der Behandlung ihrer Kinder. Zur körperlichen und geistigen Pflege der jungen Geschöpfe gehört nicht bloß Liebe und Zärtlichkeit, sondern auch Sachkenntnis, und an der hat man es gerade früher in den Mädchenschulen fehlen lassen, in denen man glaubte, die weibliche Jugend zur Hausfrau und Mutter zu erziehen. Das später geschaffene Oberlyzeum war nicht bloß für die Ausbildung von Berufslehrerinnen geeignet, es war auch sehr wohltätig als Vorbereitung für die mütterliche Erziehung und Belehrung der Kinder. Die Mangelhaftigkeit der Mädchenbildung, die für die unteren Stände immer noch nicht völlig behoben ist, rächt sich nicht bloß durch die geminderte Erwerbsfähigkeit, sondern ebenfalls durch die Unzulänglichkeit im eigenen Hauswesen.

Auch die Kluft zwischen Mann und Frau, die in früheren Zeiten gern als etwas Natürliches und Gottgewolltes angesehen wurde, ist zum größten Teile bedingt gewesen durch die verschiedenwertige Bildung und Lebenserfahrung. Es war kein Wunder, wenn der Mann die Frau dann als ein untergeordnetes Wesen betrachtete, das er wohl umwarb, wenn er sie begehrte, und oft umwarb bis zur Preisgabe seiner eigenen Würde, eben weil er das Gefühl hatte, einer Frau gegenüber sich nichts vergeben zu können, das er aber wie eine Magd oder ein Haustier behandelte, wenn er sie gewonnen hatte. Eine weitere Folge war, daß der Mann in der Frau nur das Körperliche suchte und deshalb auch in seinen Liebesbeziehungen auf die seelischen Eigenschaften keinerlei Wert legte. Es wurde ihm dann sehr leicht, außerhalb der Ehe seine geschlechtliche Befriedigung zu finden, und damit wurde er veranlaßt, sich erst zu verheiraten, wenn das Bedürfnis nach einer geregelten Häuslichkeit in ihm überhandnahm. Diese Häuslichkeit wurde ihm die Hauptsache, nicht der Mensch, mit dem er sich für das Leben verband.

Der Staat hat alles Mögliche getan, um dem Manne den bequemen Liebesgenuß zu erleichtern. Duldung und Regelung der

Prostitution, Begünstigung des freien Geschlechtsverkehrs durch Unterlassen geeigneter Kontrollmaßnahmen, außerordentliche Schonung des Vaters bei unehelichen Geburten, alles das mußte in diesem Sinne wirken. Ich kann mich des Eindrucks nicht erwehren, als ob bei den Gesetzgebern, wenn auch unbewußt, die Fürsorge für die Erhaltung der gesellschaftlichen Schichtung eine entscheidende Rolle gespielt habe. Wenn wir an die Verhältnisse im Offizierstande denken, wo dem außerehelichen Geschlechtsverkehr keinerlei Schranken gesetzt waren, aber sofort die schärfste Kontrolle eingriff, sowie es sich um eine Eheschließung handelte, dann können wir uns, da ja immer das Offizierkorps das Muster und Vorbild für den Beamtenstand bildete, wohl denken, daß in der Gesetzgebung die Anschauungen eines bevorrechteten Standes, der sich rein erhalten will, zur Geltung kamen. Deshalb überließ man ein verführtes armes Mädchen lieber ihrem Schicksal, als daß man durch eine Maßnahme, die den Verführer zur Heirat zwang, ungeeignete weibliche Elemente in die oberen Gesellschaftskreise hineinließ. Ich glaube aber nicht, daß diese Auffassung sich auf die Dauer behaupten kann. Schon als das alte Regime noch in der höchsten Blüte stand, zerschmolz die bürgerliche Gesellschaft, welche die Theater füllte, in Rührung und Mitgefühl, wenn sie in Stücken wie Hartlebens Rosenmontag und Beyerleins Zapfenstreich die Folgen dieser drakonischen Kastenordnung vor sich sah, jedoch dies Mitgefühl war nur platonisch, praktisch blieb alles beim alten. Wenn wir aber, abgetrennt von jedem Vorurteil, überlegen, wie sich eine wirkliche Hebung der sittlichen Höhe in der ganzen Nation erreichen läßt, so können wir nicht umhin, zu fordern, daß der Mann, der Vater eines Kindes geworden ist, für Mutter und Kind nicht bloß mit einer geringfügigen Geldsumme, sondern mit Einsetzung seiner eigenen Person zu sorgen hat. Die juristische Konstruktion, daß das uneheliche Kind mit seinem natürlichen Vater nicht verwandt ist, hat ihre einzige Erklärung in einer nach Ständen scharf gegliederten Gesellschaft, die eine Verwischung der Standesgrenzen um jeden Preis vermeiden will, wie in den Kolonien die Rasse durch die Ausstoßung aller Mischlingskinder rein gehalten wird. Gilt die gesetzliche Bestimmung, daß der Mann die Mutter seines Kindes heiraten muß, wenn nicht aus triftigen Gründen die Eheschließung verweigert werden kann, dann mag die Gefahr vorhanden sein, daß infolge einer leichtfertig begonnenen Liebschaft ein einfaches Mädchen in Kreise kommt, die bisher ihrer Lebenssphäre fernstanden; es wird aber auch der Mann, wenn er weiß, welche Folgen ihm bevorstehen, vorsichtiger darin sein, mit einem Mädchen anzuknüpfen, zumal er sich gewärtigen kann, daß er mit einem Vorschlage, die Folgen des Verhältnisses künstlich zu beseitigen, bei ihr kein Glück haben wird, da sie sich ihrer besten Aussichten damit berauben würde. Auf der anderen Seite wird der Mann jedoch nicht mehr genötigt sein, um zu seiner geschlechtlichen Befriedigung zu kommen, gesellschaftlich so tief hinunterzusteigen, denn wenn ein Mädchen weiß, daß sie allen unangenehmen Folgen mit Sicherheit entzogen ist, wird sie sich weit weniger spröde erweisen. Das ist keine bloße Vermutung, denn ich kann aus eigener Erfahrung berichten, daß in einer Gegend, wo das ungeschriebene, aber unverbrüchlich festgehaltene Gesetz bestand, daß jeder Mann, sowie eine Beziehung Folgen zeigte, zur Heirat verpflichtet war, eigentlich kaum eine ungeeignete Verbindung zustande kam. Es wäre von ganzem Herzen zu wünschen, daß eine kommende Gesetzgebung den Mut und die Tatkraft besitzen wird, um mit einer verrotteten Überlieferung aufzuräumen und die schreiende Ungerechtigkeit, die dem weiblichen Geschlechte gegenüber dem männlichen angetan wird, zu beseitigen. Daß die Rechtsminderung des unehelichen Kindes ein unmenschlicher und verderblicher Zustand ist, braucht kaum gesagt zu werden, es ist längst anerkannt. Was hier befürwortet wird, ist gerade eine Maßnahme, welche die Zahl der unehelichen Geburten wesentlich herabsetzen muß. Wie das uneheliche Kind rechtlich auch gestellt wird, in seinen Lebensaussichten, in seiner Pflege und Erziehung ist es nie so günstig daran wie das Kind, das von beiden Eltern gemeinsam gehalten wird und in einem regelrechten Hauswesen aufwächst. Gleichzeitig wird aber auch durch eine solche gesetzliche Regelung die Zahl der Eheschließungen erhöht, und eben der Eheschließungen, bei denen der Mann in jugendlichem Alter ist. Wir haben gesehen, daß dieser Erfolg der einzige ist, der das Problem der ledigen Frau in dem Sinne, daß eine möglichst geringe Anzahl von Frauen unverheiratet bleibt, wirklich löst.

III.

Wir müssen nun die andere Frage prüfen, inwiefern sich das Los der ledigen Frau erleichtern läßt, ohne sie zu einer Heirat zu führen, und damit werden wir den zweiten Weg betreten, der eine Lösung des Problems der ledigen Frau verspricht. Diese Erörterung ist keineswegs überflüssig, selbst wenn man die Vermehrung der Eheschließungen als das beste Mittel anerkennt, die Fälle eines verfehlten Frauenlebens möglichst zu beseitigen. Denn niemals wird man es völlig vermeiden können, daß Frauen bis zum Tode allein leben müssen. Nicht bloß solche kommen in Betracht, die aus körperlichen Gründen für die Ehe ungeeignet sind oder deren seelische Veranlagung sie an dem Zusammenleben mit einem Manne hindert. Es gibt immer auch Schicksalsfügungen, welche zur Folge haben, daß eine Frau an der Eingehung einer Ehe gehindert wird. Teils sind es unglückliche Erfahrungen, welche die Frau ihr Leben lang vom Manne fernhalten, teils sind es berufliche Gründe, welche die Frau der Werbung des Mannes entziehen. Nicht bloß die Nonnen, die unwiderruflich der Ehe entsagt haben, auch Krankenschwestern, Lehrerinnen, Künstlerinnen u. a. m. geraten in eine Stellung dem Manne gegenüber, die, wenn sie erst einmal ein gewisses Alter erreicht haben, das Aufgeben der selbständigen Existenz sehr schwer macht und sie der Ehewerbung entrückt.

Man wird zunächst die Frage stellen: wie groß ist denn überhaupt die Zahl der Frauen, welche nicht den Anschluß an einen Mann in der Ehe finden? Die Frage ist nicht so einfach zu beantworten, denn wenn ein junges Mädchen etwa mit 25 Jahren stirbt, so kann man nicht sagen, ob sie nicht geheiratet hätte, wenn sie länger gelebt haben würde. Andererseits darf man auch nicht etwa nur die Frauen nehmen, die älter als 40 Jahre geworden sind, indem man annimmt, daß eine Eheschließung in höherem Alter recht unwahrscheinlich ist. Auch den Frauen, die im vierten Lebensjahrzehnt gestorben sind, ist das Los der ledigen Frau zugefallen und sie müssen mit berücksichtigt werden. Wir können aber doch zu einem einigermaßen zuverlässigen Ergebnis kommen, wenn wir einen etwas niedrigeren Prozentsatz nehmen als den, der sich aus den Zahlen der in einem Alter über 25 Jahre gestorbenen weiblichen Personen im Verhältnis zur weiblichen Gesamtsterblichkeit ergibt. Dieser Prozentsatz ist für das Jahr 1913 13 Proz., wir dürfen deshalb wohl 11 bis 12 Proz. als das Maß der bei der Eheschließung übergangenen Frauen zu jener Zeit ansehen. Das ist immerhin eine sehr große Zahl von Frauen, die in Betracht kommen, wenn es sich um eine Erörterung des Loses der ledig bleibenden Frau handelt. Wenn die künftige Entwicklung auch noch so günstig sich gestaltet, wozu augenblicklich kaum besondere Aussicht vorhanden ist, wird der Prozentsatz immer noch 6 bis 7 Proz. betragen, das sind 2 Millionen Frauen auf deutschem Boden.

Fragen wir nun, woran diese Frauen leiden, was ihr Schicksal beschwert, so ist zunächst einzuräumen, daß es einer großen Zahl von ihnen überhaupt nicht schlecht geht, daß sie mit ihrem Leben ganz zufrieden sind und daß sie es gar nicht anders haben wollen. Aber das setzt doch besondere Naturen und besondere Verhältnisse voraus. Der erste Übelstand, den wir ins Auge fassen müssen, ist der, daß Frauen in unseren sozialen Verhältnissen sich nie so frei bewegen können wie Männer. Der Mann kann ins Wirtshaus gehen, wenn es ihm in seiner Behausung zu öde und langweilig wird, und er findet dort immer passende Gesellschaft. Die Frau kann das nicht. Die einzelne Frau im Gasthause ist heute noch eine befremdliche Erscheinung, selbst wenn sie nur so lange bleibt, bis sie ihre Mahlzeit eingenommen hat. Daß etwa Frauen zusammen einen Abend lang am Biertisch sitzen, scheint uns etwas gänzlich Undenkbares. Nur die Kaffeetanten finden sich nachmittags in einem Wirtsgarten mit ihrem Strickstrumpf zusammen, um über ihren Haushalt und den lieben Nächsten zu klatschen. Deshalb kann die Frau, wenn sie abends an einen anderen öffentlichen Ort wie in Theater und Konzerte gehen will, die männliche Gesellschaft nicht entbehren. Sehr viele Mädchen werden zu Liebesverhältnissen getrieben allein durch das Bedürfnis, ihre Abende angenehm zu verbringen. Wenn sie nun durch soziale Rücksichten an einem solchen Verkehr gehindert sind oder in das Alter kommen, wo ein Mann keinen besonderen Reiz mehr darin findet mit ihnen auszugehen, so bleibt ihnen nichts anderes übrig wie zu Hause zu bleiben, falls ihnen nicht ein befreundetes Haus gastlich die Tür öffnet. Abend für Abend gelingt das aber auch nicht, und ein Verkehr gleichgestimmter Frauen untereinander, bei dem sie sich gegenseitig besuchen und das Leben angenehm machen, ist auffallend selten. Wo er sich findet, liegt ihm eine homoerotische Bindung zugrunde. Mädchenfreundschaften sind sehr häufig, manchmal ist das Verhältnis so eng, daß die Freundinnen gar nicht voneinander können und immer zusammensitzen. Eine erotische Spannung ist auch hier meistens im Spiele, wenngleich den Beteiligten selbst unbewußt. Wenn aber die Frauen älter werden und keine eigentliche gleichgeschlechtliche Veranlagung besitzen, so reizt sie der Verkehr mit gleichaltrigen Geschlechtsgenossinnen nicht mehr, sie verkehren lieber mit dem Manne oder da, wo sie den Mann in der Nähe wissen, mit verheirateten Freundinnen, die sie in ihrem Hause aufnehmen. Getröstet fühlen sie sich auch, wenn sie mit Kindern zusammen sein können, sie sind unbewußt erfüllt von dem Trieb nach dem Kinde. Dieser Trieb bleibt in das hohe Alter hinauf, wenn der Trieb nach dem Manne längst abgestorben ist.

Daraus ist schon zu sehen, daß das Gefühl, den eigentlichen Beruf der Frau verfehlt zu haben, die Hauptquelle ist, aus der die Unbefriedigtheit des alternden Mädchens entspringt. Dies zeigt sich auch darin, daß die einsam lebende Frau selten Freude an dem eigenen Heim hat. Sie kann wohl mit Stolz zeigen, daß es auch ihr gelungen ist, sich behaglich einzurichten, aber wenn sie allein in ihrem Zimmer sitzt, so gähnen sie die Wände an, wieviel Mühe sie sich auch gegeben hat, sie mit Bildern und Erinnerungszeichen zu behängen. Gerade dies Bestreben alter Mädchen, allen möglichen Krimskrams in ihrer Wohnung aufzustapeln, der irgendwelchen Gemütswert für sie besitzt, zeigt, wie sie gegen die Einsamkeit kämpfen. Aber die Gegenwart einer anderen Frau füllt die Lücke nicht aus, erst wenn ein Mann über die Schwelle tritt, kommt das Leben. Der Raum füllt sich dann mit Licht und Wärme, es verbreitet sich Ruhe und Sicherheit. Geht der Besucher wieder, ist alles wie vorher, stumm und leer. Sinnliche Regungen brauchen dabei keine Rolle zu spielen, es ist das tiefe seelische Bedürfnis der Frau nach dem Manne, das sich nicht unterdrücken läßt, erst durch den Mann fühlt die Frau in ihrem Dasein Inhalt und Zweck. Wir dürfen uns über diese Tatsache nicht hinwegtäuschen, sie ist die Wurzel alles Lebens. Auch die wilden Angriffe gegen den Mann und seine angeblichen Herrschaftsgelüste, zu denen die Vorkämpferinnen der Frauenbewegung sich aufgestachelt haben, widerlegen die seelische Abhängigkeit der Frau vom Manne nicht, im Gegenteil, dieses Bestreben, ebenso sein zu wollen wie der Mann, obwohl das ja ganz unmöglich ist, zeigt deutlich, wie sehr die Frau nach dem strebt, was dem Manne eignet, und wie deutlich sie die Lücke fühlt in ihrem eigenen Sein. Es ist, als ob die Frau zur Vollendung ihres Wesens und zur Befriedigung erst gelangen könnte in der Gemeinschaft mit dem Manne, als ob sie das Gefühl hätte, erst so ein ganzer Mensch zu werden. Aber es ärgert sie natürlich auch, daß sie so abhängig ist vom Manne, sie beneidet ihn um etwas, was sie nicht besitzt, und sie haßt ihn, wie jeder im Dasein Geminderte den im Vollbesitz der Kraft und der Macht Stehenden haßt, wenn dieser Haß nicht in dem Gefühl des Behütetseins untergeht. Es ist eine Unwahrheit, daß der Mann sich die Herrschaft über die Frau mit Gewalt erobert habe, er mag sie hundertmal freiwillig preisgeben, sie fällt ihm hundertmal wieder zu. Jeder, der dazu Gelegenheit fand, hat sicher beobachtet, wie eine Vereinigung von Frauen keinen rechten Weg fand, sich zu organisieren und ihre Tätigkeit zu regeln, wie sich die einzelnen Frauen in ihr widersprachen und befehdeten, bis ein dazu geeigneter Mann dazutrat. Im Augenblick ordnete sich dann alles, die Gegensätze schwanden, es wurde einfach das angenommen und ausgeführt, was der Mann vorschlug. Der eigenen Geschlechtsgenossin mag die Frau sich nicht unterordnen, weil sie im Grunde keine Achtung vor ihr und kein Vertrauen zu ihr hat. Wir wissen, daß Frauen mit den intimsten und peinlichsten körperlichen Nöten lieber zum Arzte als zur Ärztin gehen.

Es mußte dies hier gesagt werden, weil es allein erklärt, woher die sprichwörtliche Herzenseinsamkeit der alten Jungfer rührt, der doch keine entsprechende Seelenlage beim alten Junggesellen gegenübersteht. Nicht die Einsamkeit an sich ist es, die den seelischen Druck bedingt, die Einsamkeit teilt der alte Junggeselle mit der alten Jungfer, es ist das Gefühl einer nicht vollendeten Entwicklung, wie wenn ein wilder Rosenstrauch nie in Blüte gestanden und nie Früchte gereift hätte, und es ist das Empfinden, irgendeine Gestalt fehle in diesem Leben, um es auszufüllen, und diese Gestalt, so unbestimmt sie sein mag, trägt immer männliche Züge. Nur eine große Arbeit im Dienste der Menschheit oder eine volle Hingabe an die Jugend, an Angehörige oder Freunde mag unter Umständen die Lücke füllen oder wenigstens verdecken. In Stunden der Selbsteinkehr wird aber jede echte Frau, wie reich an Wirken und Erfolg ihr Leben auch gewesen sein mag, wenn es nicht durch die Hingabe an einen Mann gekrönt worden ist, sich eingestehen müssen, daß ihr das Beste gefehlt hat, daß sie zur Vollendung ihres Daseins nicht gelangt ist. Frauen, die nicht so empfinden, sind keine richtigen Frauen, sie tragen nur die äußeren Merkmale des Geschlechtes, aber ihre Seele hat männliche Züge. Sie mögen nicht im eigentlichen Sinne gleichgeschlechtlich veranlagt sein, es kann sich ihre Veranlagung auch in einem anerotischen Wesen zeigen, aber die echte Frau ist eben durch ihre Sexualität auch seelisch bestimmt, alles, was sie vollendet oder erstrebt, was ihre Träume erfüllt und ihr waches Erleben zur Lust oder Qual macht, ist ihre Geschlechtlichkeit.

Man möge aber ja die Abhängigkeit der Frau vom Manne nicht als eine Inferiorität des weiblichen Geschlechtes dem männlichen gegenüber auffassen. Es ist längst festgestellt, daß die Frau in ihren geistigen Fähigkeiten wohl anders geartet wie der Mann, aber ihm keineswegs unterlegen ist. Das Eigentümliche an der Frau ist nur, daß sie sich in der Richtung, nach der sie ihre geistigen Fähigkeiten nutzt, immer wieder durch den Einfluß eines Mannes bestimmen läßt. Sie ist nicht frei und unabhängig in der Nutzung ihrer Geisteskräfte, was sie hemmt, ist ihre Sexualität, sie braucht den Halt, der vom Mann ausgeht, die Anregung, die er ihr bringt. Daher ist auch die Frau so autoritätsgläubig, hat sie eine Stütze gefunden, so klammert sie sich daran, sie nimmt die fremde Meinung auf, als ob es ihre eigene wäre, die Ansicht des Lehrers ist für sie unbedingt maßgebend, sie blickt in unbegrenzter Bewunderung zu ihrem Meister auf. Aber es braucht gar nicht einmal ein Lehrer oder Meister zu sein, oft genügt eine flüchtig hingeworfene Bemerkung von einem Manne, den sie als sympathisch und imponierend empfindet, um ihre ganze weitere Tätigkeit zu bestimmen. Ein typisches Beispiel ist George Sand, die trotz ihrer Koketterie mit männlichem Gebaren durchaus feminin und stark erotisch veranlagt war. Bei einer sehr großen Begabung sind doch alle ihre Romane bestimmt durch den Mann, der gerade ihr Dasein ausfüllte, und, was in ihnen an Leben steckt, ist nur die Frucht einer sexuellen Spannung. Unsere bedeutendste deutsche Dichterin, Annette von Droste-Hülshoff, hat sich erst voll entwickelt durch die Liebe zu dem viel jüngeren Levin Schücking, der, trotzdem er der Freundin keineswegs an Talent ebenbürtig war, doch ihre Kunst zu befruchten und zu bestimmen wußte. Wo Frauen etwas Großes geleistet haben, ist immer die erotische Quelle zu finden, und daß im allgemeinen die Leistungen der Frauen hinter denen der Männer zurückgeblieben sind, liegt nicht an der jahrtausendelangen Unterdrückung der Frau, sondern eben in der aus ihrer Sexualität hervorgehenden Unselbständigkeit. Sie will in einem anderen Wesen aufgehen, nicht ihr eigenes Wesen in seiner Besonderheit entwickeln, wie es der Mann erstrebt, und deshalb fehlt ihr auch der Schaffenswille des Mannes und damit seine Schaffenskraft. Dafür ist die Frau die geborene Helferin des Mannes, der Mann bestimmt seine Arbeit nicht nach der Eingebung, die von der Frau ausgeht, aber die Nähe der geliebten Frau, ihre Fürsorge und Hingabe treiben die Kräfte in ihm empor und geben ihm die Fähigkeit des Vollbringens. Man denke nur, welchen Einfluß ein Wesen wie Christiane auf Goethes Schaffen ausgeübt hat. Sie verstand nicht das Mindeste von dem, was er trieb, aber eben ihre Naturhaftigkeit wirkte auf ihn ein und war die Veranlassung, daß er von dem klassischen Ideal sich der Beschäftigung mit der Natur und den Problemen des sinnlichen Erlebens zuwandte. Man darf aber nicht vergessen, daß es Männer gegeben hat, denen die Frauen herzlich wenig bedeuteten und die doch etwas Großes geleistet haben. Soviel die Frau dem Manne zu bedeuten vermag, er kann sich auch ohne die Frau entwickeln. Selbst in der Beschränkung auf das künstlerische Gebiet ist es nicht richtig, daß hinter jeder großen Leistung eines Mannes auch eine große Liebe stecken müsse. Die befruchtende Anregung kann auch auf andere Weise entstehen. Die Einsamkeit, welche die Frau bedrückt und lähmt, verhilft dem Manne vielfach zur Selbstbesinnung und zur Entfaltung seiner Gaben. „Stark ist nur der Einsame“ sagt Ibsen. Das ist wohl übertrieben, aber für ihn selbst stimmte es. Er benutzte die Einsamkeit, um das herauszuholen, was in ihm steckte.

Freilich im Alter hatte er doch das Gefühl, daß seinem Dasein das Beste gefehlt habe. Sein Drama „Wenn wir Toten erwachen" ist die reuevolle Klage um ein verlorenes, liebeleeres Leben. Die Einsamkeit ist der Fluch des Schaffenden, der seine eigenen Wege gehen muß, ohne Gefährten und Gehilfen. Aber die Einsamkeit ist auch die Quelle seiner Kraft. Man erschrickt, wenn man sieht, wie einsam die großen Neuerer oft durch das Leben gegangen sind.

Für die Frauen ist aber eine solche Einstellung undenkbar. Sie verkümmern, wenn sie auf sich selbst gestellt sind, sie verlieren Lebensmut und Schaffenskraft. Vielleicht ist das auch der Grund, warum die Frauen in der musikalischen Komposition so gut wie nichts geleistet haben. Denn zur Tondichtung gehört anscheinend eine Abkehr von der Außenwelt und völlige Versenkung in die Tiefen des eigenen Wesens, sie ist im wahrsten Sinne eine Schöpfung von innen heraus, und dazu sind die Frauen nicht imstande. Dagegen sind sie wohl fähig, den sprachlichen Ausdruck für ein auf Dinge der Außenwelt sich beziehendes Gefühl zu finden, und deshalb haben sie in der lyrischen Dichtung einen ansehnlichen Platz behauptet. Hinwiederum liegt ihnen die dramatische Dichtung gar nicht, weil hier wieder die innere Absonderung des Schaffenden von der Außenwelt erforderlich ist. Was er von seinen eigenen Gefühlen und Anschauungen gibt, kann er im Drama nur mitteilen, indem er es von sich selbst weg auf die Gestalten überträgt, die auf der Schaubühne ein besonderes eigenes Leben führen. Es ist ein Prozeß der Objektivierung, welcher der Frau anscheinend versagt ist, weil sie die dazu nötige Distanz von den Menschen und Dingen nicht gewinnen kann. Von den Menschen und Dingen zu sprechen ist sie wohl imstande, nur sie allein für sich sprechen zu lassen vermag sie nicht. Deshalb haben die Frauen in der Romandichtung wieder Gutes geleistet, wenn auch ein Don Quijote nie von einer Frau hätte geschrieben werden können. Dieses große Werk verrät wieder die ungeheure Distanz, die nur ein gewaltiges Genie zu den Dingen finden kann. In dem Helden geißelt Cervantes seine eigene unbesiegbare Vorliebe für den abenteuerlichen Ritterroman, aber dieser Held ist der eigenen Persönlichkeit des Dichters völlig entrückt, er ist von einer göttlichen Höhe aus gesehen. Dazu wäre eine Frau nie imstande, auch der beste Frauenroman, wie der Gösta Berling der Schwedin Selma Lagerlöf, ist bei aller männlichen Gestaltungskraft doch nur so erklärlich, daß die Dichterin den Helden mit der ganzen Inbrunst ihres reichen Herzens begleitet hat.

Dabei sind die Frauen, die schöpferisch hervorgetreten sind, doch immer noch Ausnahmen innerhalb ihres Geschlechtes. Der Schaffenstrieb ist an sich ein männlicher Zug. Die normale Frau hat nicht die Neigung zu gestalten, sie kann eine ihr übertragene Pflicht gewissenhaft erfüllen, aber sie hat dabei nicht den Gedanken ins Weite zu wirken, sie sucht nicht nach den Zusammenhängen, die ihre Tätigkeit mit dem großen Ganzen verknüpfen, sie sieht über den engen Kreis ihrer Umgebung nicht hinaus, sie arbeitet nicht um der Sache willen, sondern aus den persönlichen

Beziehungen heraus, die ihre Arbeit bestimmen. Sie ist darauf bedacht, die Zufriedenheit ihres Arbeitgebers oder ihrer Kunden zu erringen, aber sie wird nicht durch ein festes Ziel ihres Strebens geleitet. Deshalb geben auch Frauen ihren Beruf so leichten Herzens auf, ja wechseln ihn oft ohne besonderen Grund, während der Mann sich nur schwer auf eine neue Tätigkeit einstellt. Eine Frau verwächst selten mit dem Beruf, sie verwächst nur mit den Menschen, an die sich ihr Beruf knüpft.

Dieses seelische Anlehnungsbedürfnis der Frau hat es zur Folge, daß ein einsames Leben für sie immer ein schweres Schicksal ist, das sie wohl mit Fassung ertragen kann, mit dem sie sich aber nie völlig abfinden wird. Die Frau kann sich nur auswirken im anderen Menschen, auf sich selbst angewiesen sieht sie ihr Dasein als zwecklos an. Die Ströme ihrer Seele versanden, wenn sie nicht im Herzen eines anderen Menschen das Meer finden, in das sie sich ergießen können. In dem Sinne also, daß sich das Leben der ledig bleibenden Frau ebenso befriedigend gestalten läßt wie das der verheirateten Frau, ist das Problem, das wir hier behandeln, schlechterdings unlösbar, weil keine wirtschaftlichen Maßnahmen, keine gesellschaftlichen Reformen die Wurzel des Übels, die auf die Gemeinschaft mit dem Manne gehende seelische Einstellung der Frau, beseitigen können. Allerdings läßt sich das Leben der ledigen Frau auf manche Weise erleichtern, vor allen Dingen dadurch, daß man ihr die Möglichkeit eines leichteren und reicheren geselligen Verkehrs eröffnet. Es gilt namentlich die Vorurteile zu beseitigen, welche die einzeln lebende Frau fast dauernd an ihre vier Pfähle fesseln, wenn sie nicht den Schutz einer Familie genießen kann. Vieles hat sich darin schon gebessert. Man verlangt nicht immer das kanonische Alter, damit eine Frau allein oder mit gleichaltrigen Geschlechtsgenossinnen reisen und wandern kann. Man faßt selbst den Verkehr von Mann und Frau etwas weitherziger auf. Man geht nicht mehr von dem Gedanken aus, daß Personen verschiedenen Geschlechtes, auch wenn sie schon über die erste Jugend hinaus sind, ohne schützende Aufsicht nur zusammenkommen, um Unzucht zu treiben. Diese traurige Auffassung war wesentlich die Frucht der Anschauung, daß zwischen Mann und Frau eine geistige Gemeinschaft nicht bestehen könne, sondern nur eine sinnliche Anreizung. In dem Maße, wie sich die Frauenbildung erweitert, muß auch diese Anschauung weichen. In Nordamerika, wo man schon längere Zeit die Bildung der Geschlechter gleichgestellt hat, d. h. die Knaben ebensowenig lernen ließ wie die Mädchen, hat sich der ungezwungene kameradschaftliche Verkehr zwischen den jungen Männern und Mädchen schon voll entwickelt. In den romanischen Ländern, in denen sich die strenge Absonderung der weiblichen Jugend aus der römischen Kulturwelt bis in die Gegenwart hinein erhalten hatte, hat sich die unverheiratete Frau mit einem Schlage emanzipiert, in Frankreich erst nach dem Kriege. Jetzt ist das junge Mädchen mit dem Bubikopf, dem kurzen Sackkleid, dem männlichen, schmalrandigen Hut und der Aktenmappe unter dem Arm schon eine allgemeine Erscheinung geworden. Diese jungen

Geschöpfe gehen unbekümmert ihren Weg durchs Leben und lassen sich keine künstlichen Schranken mehr ziehen. Wir in Deutschland reden vielleicht am meisten von Fortschritt und kleben doch am festesten an alten Vorurteilen. Aber auch bei uns hat sich schon vieles gewandelt. Man soll sich freilich auch vor einer allzu großen Harmlosigkeit hüten. Sehr leicht macht sich der dem jungen Menschen natürliche erotische Trieb auch die neuen Verhältnisse zunutze. Der von beiden Geschlechtern gemeinsam getriebene Sport hat doch wieder dazu geführt, daß die weibliche Jugend eine neue Form gefunden hat, aus dem eingewurzelten Instinkt des Weibchens heraus das andere Geschlecht anzulocken. Die Sportkleidung der Skiläuferinnen und Rodlerinnen ist großenteils weniger dadurch bedingt, daß sie die freie Bewegung der Glieder gestattet, als daß sie die Rundungen der weiblichen Körperformen verführerisch zur Geltung bringt, und wenn in den Seebädern die jungen Mädchen die beibehaltene Frauenabteilung größtenteils verschmähen und die gemeinsame Badeanstalt aufsuchen, so ist schwerlich anzunehmen, daß dabei jede erotische Regung ausgeschlossen ist. Von guten Kennern der amerikanischen Verhältnisse wird erzählt, daß der gemeinsame Unterricht der Geschlechter während des schon gereiften Alters von den jungen Mädchen wesentlich dazu benutzt wird, auf bequeme Weise einen Flirt anzuknüpfen und der Bildungstrieb und der Bildungserfolg verhältnismäßig gering ist. Naturam expellas furca, tamen usque redibit.

Auf der anderen Seite soll man solche Erscheinungen, wenn sich nicht wirkliche Ausschreitungen zeigen, nicht allzu schwer nehmen. Man kann die Sexualität des Menschen nicht beseitigen, sondern nur in den gehörigen Grenzen halten. Werden diese Grenzen nicht überschritten, so freue man sich, daß eine verhältnismäßig harmlose Äußerung des Geschlechtstriebes an die Stelle der viel schlimmeren heimlichen Ausschweifungen getreten ist. Mit dem Problem der ledigen Frau scheint aber der freiere Verkehr der Geschlechter in jungen Jahren zunächst nichts zu tun zu haben, denn nicht um das Leben der Frauen in jüngeren Jahren, in denen ihnen immer noch die Aussicht auf eine Eheschließung offen steht, handelt es sich, sondern um das Los der gealterten Mädchen, für welche diese Aussicht mehr und mehr schwindet. Auf der anderen Seite verringern sich für diese jedoch auch die Schwierigkeiten. Der stürmische Drang der Jugend ist gewichen, sie haben resigniert, der Geschlechtstrieb wirkt nicht mehr so stark, sie können sich freier bewegen, sind ungehemmter im Verkehr, auch mit männlichen Personen, haben reichere Wirkungsmöglichkeiten. In vielem ist aber doch ihr Schicksal härter als das der jungen Mädchen. Die Hoffnung auf eine Änderung ihres einsamen Lebens haben sie begraben müssen, sie wirken nicht mehr anlockend auf das andere Geschlecht, ihre Spannkraft ist erlahmt, sie sind vielfach eigenbrödlerisch und unliebenswürdig, ihre Gesellschaft wird deshalb nicht mehr allzusehr begehrt. Verlangen sie ihren Anteil an den Freuden des Daseins, so wird er ihnen verweigert, man meint: was will die vertrocknete alte Jungfer noch vom Leben? Oft begegnen sie großen Schwierigkeiten, noch eine Stellung zu finden, und haben sie Amt und Brot, so drückt sie das ewige Einerlei der täglichen Pflichten, der Frohsinn der Jugend ist von ihnen gewichen, der aus jeder Blume Honig saugt, sie drängen danach, sich selbständig einzurichten, ein kleines Heim zu haben und eigene Wirtschaft zu führen, aber wenn sie das alles errungen haben, so gewährt es ihnen keine Befriedigung, sie fühlen sich verlassen und unglücklich. Freundschaft zu halten wird in ihnen schwer, dafür sind sie wieder zu sehr auf sich selbst eingestellt und durch angenommene Gewohnheiten gehemmt, die sie nicht um anderer willen aufgeben mögen, sie sind ängstlich und pedantisch, empfindlich und übelnehmerisch, daher erlahmt ein angeknüpfter Verkehr bald wieder und sie ziehen sich immer mehr auf sich selbst zurück. Natürlich stimmt das Bild nicht immer in allen Zügen, es gibt Temperamente, die sich nicht unterkriegen lassen, die ihre Frische und Elastizität sich bis ins Alter hinein bewahren. Aber eigentlich sind das doch Ausnahmen, die am ehesten sich dann finden, wenn kein wirklich einsames Dasein vorliegt, wenn die Möglichkeit zur fraulichen Fürsorge vorliegt. Wir können etwa an Pensionsinhaberinnen denken, die doch das Amt einer Hausfrau versehen, ja noch in ausgedehnterem Maße und ständig Anregung von außen empfangen. Auch die Lehrerin und Krankenschwester hat durch den Verkehr mit anderen Menschen, durch die Möglichkeit, Gutes zu tun und Segen zu verbreiten, einen unbedingten Vorzug. Ähnlich ist es mit Hausdamen und Haushälterinnen, wenn sie in einer festen, achtbaren Stellung sich befinden. Wenn sie aber herumgestoßen werden, fortwährend ihren Wohnsitz wechseln müssen, keine dauernde Bleibe finden, Demütigungen und Ungerechtigkeiten über sich ergehen lassen sollen und in banger Sorge um die Zukunft schweben, dann freilich können auch sie sehr übel dastehen. Andere Berufe, wie Buchhalterinnen, Näherinnen, Ladeninhaberinnen u. dgl. werden durch die lichtlose Eintönigkeit ihres Daseins, durch den Mangel an freier Zeit und die Unmöglichkeit, zur Ruhe zu kommen und für sich selbst sorgen zu können, schwer gedrückt.

Es ist kaum zu sagen, wie da zu helfen ist. Fürsorgemaßnahmen verfangen nicht viel. Gründung von geselligen Vereinigungen ist ja recht gut, Schaffung billiger und gediegener Unterhaltungen sehr erfreulich, aber die eigentliche Quelle des Unglücks dieser vereinsamten Geschöpfe wird damit nicht verstopft, auch nicht durch die gründlichste Fürsorge, durch die Gewährung freier oder sehr wohlfeiler Unterkunft in Stiften und ähnlichen Einrichtungen. Während in Männerasylen die Greise einträchtiglich auf der Bank vorm Hause zusammensitzen und über ihr vergangenes Leben und was sie von der Gegenwart noch hören und begreifen miteinander reden, stecken die alten Weiblein bei ihren Kochtöpfen und verfolgen mit Neid und Mißgunst, was die anderen tun und treiben, zanken sich, wenn sie zusammenkommen, nach Herzenslust herum und machen sich gegenseitig das Leben schwer, statt es sich zu erleichtern. Nur einzelne gelangen zu der ruhigen Abgeklärtheit des friedlichen Alters, und auch das sind wohl zum großen Teil solche, die einmal einen Mann an ihrer Seite gehabt haben und sich deshalb in das Paradies des Alters, die Erinnerung, flüchten können.

Wir sehen demnach, daß es anscheinend in der weiblichen Natur begründet liegt, in dem einsamen Leben keinen Halt und keinen Trost finden zu können und auch in dem Zusammenschluß mit anderen Frauen, die das gleiche Schicksal teilen, nicht zur innerlichen Befriedigung zu gelangen. Wenn irgendwie eine Besserung geschaffen werden soll, so kann sie nur darin zu finden sein, daß sich die weibliche Veranlagung selbst verändert. Das klingt sehr befremdend, aber es ist doch nicht ganz so aussichtslos wie es zuerst erscheinen will. Denn die ganze Entwicklung der Zivilisation geht dahin, daß der Frau eine größere Selbständigkeit gegeben wird. Ihre Bildung wird vervollkommnet und der männlichen gleichgemacht, die Frau wird eingegliedert in den wirtschaftlichen Organismus und arbeitet Schulter an Schulter mit dem Manne, wenn natürlich auch bestimmte Verrichtungen dem Manne vorbehalten bleiben und andere dafür fast ausschließlich der Frau übertragen werden. Die Frau nimmt teil am öffentlichen Leben und ist in ihren politischen Rechten dem Manne gleichgestellt. Während sie früher auf das Haus beschränkt blieb, außer kurzen Gängen wenig Bewegung hatte und deshalb körperlich einen besonderen Typus bekam, läßt man sie jetzt wandern, turnen und Sport treiben. Durch die alle Muskeln gleichmäßig anspannende Bewegung stählt und reckt sich ihr Körper, die Glieder bewegen sich frei, die ungesunden Fettablagerungen verschwinden, die Frau nähert sich in ihrem Habitus dem Manne, atmet, geht und sitzt wie er. Mit alledem wird sie auch seelisch freier und gelöster, nimmt zu an Tatkraft und Entschlußfähigkeit, wird umsichtiger und zielsicherer. Sie sucht nicht mehr durch rührende Unbehilflichkeit den Mann anzulocken, sondern durch ihre Persönlichkeit zu wirken. Sie läßt Schmachten und Ziererei, sondern gibt sich unbefangen und kameradschaftlich. Dann drückt es sie auch nicht mehr so, wenn sie allein steht, sie sucht sich auch so mit einem gewissen Trotz zu behaupten und, indem sie sich über veraltete Vorurteile hinwegsetzt, vermeidet sie es, sich einzukapseln, sie kann, ohne sich etwas zu vergeben, sich auch in der Gesellschaft als ledige Frau bewegen und braucht dem Verkehr mit dem Manne nicht mehr aus dem Wege zu gehen. Heute können wir noch nicht beurteilen, wie weit diese Entwicklung gehen und wie sie sich auswirken wird, wir müssen erst abwarten, bis das jetzt heranwachsende Geschlecht gereift ist. Aber soviel können wir doch sagen, wenn das Problem der ledigen Frau in dem Sinne, wie wir es soeben gefaßt haben, eine Lösung finden soll, so ist diese Lösung, soweit sie überhaupt möglich ist, nur in einer bestimmten körperlichen und seelischen Entwicklung des ganzen weiblichen Geschlechtes zu suchen.

IV.

Es ist von uns aber immer noch nicht die Frage berührt worden, die, wenn von dem Schicksal der ledigen Frau die Rede ist, gewöhnlich als die entscheidende angesehen wird, nämlich die rein sexuelle Frage. Die ledige Frau muß entweder auf den Geschlechtsverkehr verzichten oder sie setzt sich, wenn sie es nicht tut, in Widerspruch mit den Satzungen der bürgerlichen Gesellschaft. Sie muß, so sagt man, entweder durch die Unterdrückung des natürlichsten und stärksten Triebes eines gesunden, vollsaftigen Menschen verkümmern, oder aber sie ist dazu verurteilt, sich in heimlichen, kurzen Zusammenkünften zu nehmen, was eigentlich ihr gutes Menschenrecht ist, wenn sie nicht der Ächtung und Ausstoßung aus den Kreisen, in denen sie lebt, anheimfallen will. Zunächst ist hierbei zu bemerken, daß dies selbstverständlich nur für die sogenannte bessere Gesellschaft gilt. In den unteren Volksschichten sind die Anschauungen viel freier, das junge Mädchen fühlt sich nicht zur Keuschheit verpflichtet und der Geschlechtsverkehr mit einem jungen Manne ist keineswegs etwas, das sie schändet. Wenn eine sittliche Forderung gestellt wird, so ist es nur die, daß das Mädchen nicht mit mehreren Männern zugleich verkehren soll, daß sie an einem Liebhaber festhalten und ihm solange treu bleiben muß, bis das Verhältnis sich aus irgendeinem Grunde löst. Ferner übt auch die bürgerliche Gesellschaft eine gewisse Nachsicht z. B. gegenüber den Bühnenkünstlerinnen, von denen sie geschlechtliche Enthaltsamkeit nicht erwartet, die sie freilich, alten Anschauungen folgend, als nicht zu sich gehörig betrachtet, aber doch infolge des Nimbus, der sie umschwebt, auch wieder mit einer gewissen scheuen Bewunderung begleitet.

Was also über die Forderung eines unbefleckten Lebenswandels gesagt wird, bezieht sich nur auf die ledigen Frauen, die innerhalb der „besseren“ bürgerlichen Gesellschaft leben. Das Gebot, daß die Frau ihre geschlechtliche Befriedigung nur in der Ehe suchen darf und einfach Verzicht leisten muß, wenn sie nicht zur Ehe gelangt, ist ein Hauptparagraph des bürgerlichen Sittenkodex. Es ist zu begreifen, daß alle, welche die Engherzigkeit der bürgerlichen Gesellschaft angreifen, auch gegen diesen Paragraphen Front machen. Vor allen Dingen denkt man an die Frauen, die, weil sie aus wirtschaftlichen Gründen nicht zur Eheschließung gelangen können, nun auch der natürlichen Bestimmung der Frau, in der Gemeinschaft mit einem Manne ihr Glück und ihre Wesensvollendung zu erlangen, entzogen werden sollen.

Das erste Argument, das man hierbei ins Feld führt, ist das körperliche. Man hat rein äußerlich die Beobachtung gemacht, daß verheiratete Frauen, wenn sie in glücklichen Verhältnissen leben und nicht durch Arbeit und Sorgen niedergedrückt sind, sich frischer und blühender erhalten als unverheiratete Frauen, selbst wenn diese alle Gelegenheit haben, für ihr körperliches Wohl zu sorgen. Von den ersten medizinischen Autoritäten ist dieser Auffassung immer widersprochen und hervorgehoben worden, daß weder organische noch nervöse Störungen als Folgen der geschlechtlichen Enthaltsamkeit festzustellen sind. Nun ist diese Beweisführung, wenn sie dazu dienen soll zu begründen, daß in dem Geschlechtsleben keine Möglichkeiten zur Steigerung der gesamten Lebensfunktionen liegen, allerdings nicht stichhaltig. Auf dieselbe Weise könnte man die Nutzlosigkeit aller Leibesübungen und aller Bestrebungen, die Menschen hinaus in Luft und Sonne zu führen, nachweisen, indem man zeigt, daß bei einer Person, die dauernd im Zimmer gesessen hat, sich keine organischen und nervösen Störungen haben feststellen lassen. Nicht darum handelt es sich, ob der Mensch auch ohne Geschlechtsverkehr leben kann, sondern ob sich Möglichkeiten für seine körperliche und seelische Entwicklung aus einem normalen Geschlechtsverkehr ergeben. Diese Frage ist aber nicht leicht zu entscheiden. Man wird zunächst daran denken, die Bedeutung der inneren Drüsensekretion hervorzuheben, bei der auch die Geschlechtsdrüsen eine entscheidende Rolle spielen. Aber wir wissen wohl, daß die Produkte der inneren Sekretion, die Hormone, eine wichtige Rolle nicht bloß für die körperliche, sondern auch für die seelische Beschaffenheit des Menschen spielen, wir können aber nicht sagen, auf welche Weise diese Sekretion bestimmt wird, vor allen Dingen, ob nicht umgekehrt seelische Eindrücke auf sie einwirken und damit die körperliche Beschaffenheit beeinflussen. Daß Menschen im Glücke körperlich aufblühen, im Unglück dagegen verkümmern, ist eine ständige Beobachtung, die nicht erst auf wissenschaftlichem Wege gemacht zu werden braucht. Es kann daher auch sein, daß nicht eigentlich die sexuelle Betätigung an sich einwirkt, indem dabei gleichzeitig die innere Sekretion der Geschlechtsdrüsen gesteigert wird, sondern daß vielmehr die seelische Einwirkung des geschlechtlichen Umganges die Hauptrolle spielt, indem die gehobene Stimmung auf Geist und Körper zurückwirkt. Wenn junge Mädchen schon im Brautstande eine Rundung und Reifung der Formen erfahren, aber auch bei andauernder Spannung, vergeblicher Erwartung und längerer Trennung wiederum abmagern und elend werden, so liegt der Schluß nahe, daß gerade die seelischen Momente von entscheidender Bedeutung sind. Ebenso ist es auch bei den ledig bleibenden Frauen. Den verschrumpelten, mit allen möglichen körperlichen Beschwerden behafteten alten Jungfern stehen doch auch gesunde, lebensfrische, tatkräftige Personen gegenüber, und diese finden sich überall da, wo Gelegenheit zu reicher Wirksamkeit und innerer Befriedigung gegeben ist. Wir können also doch nicht behaupten, daß die vom Geschlechtsverkehr ausgeschlossene Frau notwendigerweise verkümmern muß.

Wir können das auch nicht auf dem Umwege erschließen, daß der Geschlechtstrieb eine natürliche Regung ist, die, wenn sie unterdrückt wird, das seelische Gleichgewicht stört und auch körperliche Nachwirkungen hat. Denn im allgemeinen wird der Geschlechtstrieb bei der Frau erst erweckt, wenn ein Mann mit ihr in Beziehung tritt und sie von ihm angereizt wird. Es wird immer wieder auch von sinnlich stark veranlagten Frauen versichert, sie hätten ursprünglich an alle diese Dinge gar nicht gedacht und keinerlei Beschwerden empfunden, erst als sie durch die Zärtlichkeiten eines Mannes angeregt seien, sei das Verlangen in ihnen hochgekommen. Fast immer ist die Verführung eines Mannes notwendig, um ein Mädchen auf schiefe Bahn zu bringen. Gewiß ist auch bei der unberührten Frau der Geschlechtstrieb wirksam, aber er äußert sich wie bei einem unverdorbenen Kinde in anderen, meist sehr harmlosen Formen. Auch verheiratete Frauen können lange Trennungen von dem Gatten ertragen, ohne durch geschlechtliche Sehnsucht besonders gepeinigt zu werden und in Versuchung zu geraten, mit anderen Männern anzuknüpfen. Wenn gegenteilige Erfahrungen gemacht werden, so ist im Grunde etwas anderes wie der elementare Drang, seelische Verdorbenheit, Lüsternheit, Vergnügungssucht und Sensationsgier die Triebfeder. Es ist deswegen an sich keine Benachteiligung, wenn ein Mädchen ohne Geschlechtsverkehr bleibt, sie kann sich trotzdem körperlich und seelisch ausgezeichnet entwickeln, ja ihre Sexualität kann sich in Sport, Arbeit und unbefangenem Frohsinn entladen. Nur muß ihr die Gelegenheit zur Betätigung der in ihr liegenden körperlichen und seelischen Kräfte gegeben sein, ihr Lebensdrang darf nicht gehemmt, das Ausmaß an Glück und Freude, das sie braucht, nicht künstlich beschnitten werden.

Daß diese Auffassung vielen Angriffen ausgesetzt sein wird, ist mir wohl bewußt. Ich möchte nur einiges hinzufügen, um mich vor Mißverständnissen zu schützen. Daß in dem Leben einer Frau etwas Wesentliches fehlt, wenn sie nie einem Manne angehören kann, ist nicht zu leugnen. Darauf bin ich schon zu Anfang dieser Ausführungen eingegangen. Aber man darf die Sache nicht so auffassen, als ob es sich einfach um die Befriedigung eines körperlichen Bedürfnisses handele wie Schlaf, Essen und Trinken. Man muß den ganzen Komplex von körperlichen und seelischen Erscheinungen ins Auge fassen, den die Liebe zu einem Manne in der Frau erschließt. Wenn nun von der Gegenseite darauf geantwortet wird: „Ja, das wollen wir auch, und deswegen stellen wir eben das Anrecht einer jeden Frau auf dieses Lebensgut fest," so möchte ich hierzu sagen: Dieses Anrecht soll der Frau auch nicht bestritten werden, aber es bedeutet einfach das Anrecht auf die Ehe. Sehen wir zu, daß die Frage in diesem Sinne gelöst wird, daß jeder gesunden, wohlgeratenen Frau — denn um die handelt es sich nur, die Kranken und Entarteten haben kein Recht auf Fortpflanzung — die Möglichkeit der Verheiratung gegeben wird. Dann haben wir das Beste und Richtigste getan, was sich tun läßt.

Es ist das Schlagwort der „freien Liebe" geprägt worden. Wenn dieses Wort einen wirklichen Sinn haben soll, so kann es nicht heißen „freier Geschlechtsverkehr", denn der hätte mit Liebe nichts zu tun. Liebe bedeutet für die Frau, daß sie in einem Manne die Erfüllung ihres Lebens findet, und freie Liebe heißt, daß man der Frau die Möglichkeit eröffnet, dem erwählten Manne dauernd anzugehören. Eine Neigung, die nach einiger Zeit einer anderen Bindung weicht, kann auf den Namen Liebe keinen Anspruch machen, und die Frau sagt in einem solchen Falle fast immer, sie sei einer Herzenstäuschung anheimgefallen. Sie bezeichnet das Gefühl, das sie dem Manne zutrieb, selbst nicht als Liebe. Es bedeutet einen schmählichen Mißbrauch des Wortes Liebe, wenn man es benutzt, um eine Lockerung der Geschlechtssitten zu befürworten, denn hiermit ist doch gerade gesagt, daß nicht mehr eine tiefe Herzensneigung als Grundlage des Zusammenlebens von Mann und Frau angesehen wird. Es ist immerhin ehrlicher, wenn, wie Frank Wedekind es in fast allen seinen Schriften getan hat, ein „Evangelium des Fleisches" dem „Evangelium des Geistes" gegenübergestellt wird. Die Begründung ist ungefähr diese: Der Geschlechtstrieb ist ein natürlicher Trieb, der seine Befriedigung verlangt. Findet er diese, so entfalten sich alle Seelenkräfte des Menschen. Wird er dagegen unterdrückt, so ist das ganze innere Gleichgewicht vernichtet, der zurückgedrängte Trieb äußert sich störend und hemmend, der Mensch wird unruhig, unfrei und unehrlich, die Regungen, die ihre natürliche Entladung nicht finden, äußern sich in einer ungesunden Verzerrung der seelischen Funktionen, das Bild des Lebens wird gefälscht, die Welt mit einem Schein von erlogenen Idealen umkleidet, es werden Forderungen gestellt, die dem Sinne des Daseins widersprechen, Engherzigkeit, Unduldsamkeit und Heuchelei gewinnen die Herrschaft. Was gut und echt ist, wird mit einem Makel behaftet, und was unwahr, ungerecht und unnatürlich ist, gepriesen. Es war Wedekind bitter ernst mit seiner Erlösungslehre, aber wo er mit der unerbittlichen Folgerichtigkeit des echten Dichters den Auswirkungen des ungehemmten Trieblebens nachging, kam er doch immer zu der Folgerung, daß der Geschlechtstrieb sich als ein Dämon erweist, der den Menschen in den Abgrund stürzt. Den eigentlichen Grund hat sich Wedekind vielleicht nie klar gemacht, er ist aber ein sehr einfacher. Der Geschlechtstrieb in seiner normalen Form ist nicht etwas, was den einzelnen Menschen allein angeht, sondern was ihn immer in Beziehung setzt zu einem anderen Menschen, und alles das, was zu der Regelung des Verkehrs der Menschen untereinander notwendig ist, gegenseitige Achtung, Schonung, Fürsorge, findet auf den Geschlechtsverkehr doppelt und dreifach Anwendung, weil es sich hier doch um die engste Berührung handelt, in die zwei Menschen überhaupt miteinander treten können. Zu diesen rein vernünftigen Erwägungen kommt aber noch ein übervernünftiges Moment. Es ist eine nicht zu erklärende, aber auch nicht wegzuleugnende Tatsache, daß aus dem geschlechtlichen Verkehr eine seelische Zusammengehörigkeit entstehen kann und, wenn die rechten Menschen sich zusammengefunden haben, immer entsteht, die der engsten Blutsverwandtschaft gleichwertig, ja noch überlegen ist. Die Frau hängt an dem Manne und der Mann an der Frau weit mehr als an Eltern und Geschwistern. Wenn der Geschlechstrieb nicht zu dieser Wirkung vordringt, so ist er abgeirrt. Solche Abirrungen sind unvermeidlich, man kann duldsam gegen sie sein, aber man kann doch nie umhin, die Auswirkung des Geschlechtstriebes, die ein dauerndes Zusammenleben von Mann und Frau in enger Gemeinschaft begründet, als die normale und erstrebenswerte zu bezeichnen.

Die Frau, die diesem Zusammenleben nicht zustrebt und in ihm nicht ihr Genügen findet, dürfen wir nicht als die Norm hinstellen. Sie bedeutet einen besonderen Typus, der nicht ohne weiteres als minderwertig bezeichnet werden kann, der vielmehr oft mit hohen seelischen und geistigen Fähigkeiten verbunden ist, der aber auf einer bestimmten sexuellen Veranlagung beruht, und es wäre außerordentlich gefährlich, von ihm auszugehen und ihn zur Regel machen zu wollen. Neben den Wesen, die aus innerer Notwendigkeit so sind, gibt es allerdings eine große Anzahl Frauen, die nur durch äußere Veranlassungen dahin gelangten, ihre Liebhaber zu wechseln, weil sie entweder den Menschen nicht gefunden hatten, mit dem sie dauernd verbunden sein konnten, oder aber gezwungen waren, ihn wieder aufzugeben. Sie werden dann teils wieder verlassen, weil der Mann bei ihnen nicht sein volles Genügen findet, teils geben sie selbst das angeknüpfte Verhältnis preis, weil es sie seelisch nicht befriedigt. Aber alle diese Frauen wären viel glücklicher, wenn sie dauernd bei demselben Manne blieben. Die echte Kokottennatur wird jedoch auch durch die stärkste Liebe nicht davor bewahrt, nach anderen Männern auszuschauen. Für sie ist es ein Lebensbedürfnis, die Leidenschaft in einem Manne zu erwecken, auch wenn er ihr im Grunde ganz gleichgültig ist, sich begehren und beschenken zu lassen. Das Spiel des Liebeswerbens, der Genuß der eigenen Liebenswürdigkeit in der Beobachtung der Wirkung auf den anderen, das galante Abenteuer lockt sie immer wieder aufs neue. Dabei kann sie eine ungeheure Liebefähigkeit besitzen, ja eine Stärke der Neigung zu einem Manne durch ihr ganzes Leben erhalten, wie sie der schlichten, züchtigen Frau, die in Mann und Haus aufgeht, vielfach unerreichbar ist. Der Abbé Prévost hat diesen Frauentypus in seiner Manon Lescaut mit solcher Meisterschaft gezeichnet, daß man wohl von einem Manontypus sprechen kann. Die Kameliendame des jüngeren Dumas und die Mimi in der Bohème von Murger sind sentimental romantische Variationen dieses Typus, für den Frankreich in gewisser Weise die Heimat ist, weil die Lebenssitten und der Volkscharakter ihn dort besonders begünstigen. Bei uns in Deustchland ist er vielleicht nicht weniger zahlreich vertreten, aber doch im allgemeinen entweder verhüllter oder vergröberter.

Wir müssen immer bedenken, daß die deutsche Eigenart auch ein besonderes Wesen der deutschen Frau bedingt. Wir können im allgemeinen sagen, daß in Deutschland die Frau einen stärkeren inneren Halt besitzt, dafür aber, wenn sie diesen Halt verliert, um so tiefer hinabgleitet. Es ist deshalb bei uns die Festigung der Geschlechtssitten eine stärkere Notwendigkeit wie in anderen Ländern. Erotische Erlebnisse, welche die romanische Frau mühelos überwindet, verändern bei der deutschen Frau ihr Wesen von Grund aus. Wir brauchen nicht so beschränkt zu sein, den Gretchentypus als maßgebend für das deutsche Mädchen der Jetztzeit anzusehen, aber es ist doch etwas daran, daß ein Mädchen, das dem Verführer willenlos anhängt, in ihm die Vollendung ihres Lebens ansieht und zugrunde geht, weil sie ihm nicht ungehindert und dauernd angehören kann, uns so durchaus als Verkörperung der Tragik im Frauenleben erscheint. Von diesem Typus ganz verschieden ist die berufstätige Frau, die für sich das Recht in Anspruch nimmt, ihr Geschlechtsleben nach Willkür zu regeln, ohne einer Heirat überhaupt zuzustreben. Von einer solchen Einstellung geht im wesentlichen die Bewegung aus, die unter der Flagge der „freien Liebe“ segelt. Gut, wenn es sich dabei noch überhaupt um Herzensneigung handelt. Vielfach ist es aber nur ein freundschaftlicher Verkehr mit einem Manne, dem die geschlechtlichen Beziehungen eingeflochten werden. Eine innere Nötigung ist durchaus nicht vorhanden, vielleicht nicht einmal ein die Tiefen des Wesens erfassender Genuß, es ist häufig nur eine mit Absicht betonte und fast aus Prinzip betriebene Libertinage. Die Frau will zeigen, daß sie unabhängig ist und sich jedes Vergnügen gestatten kann, das sonst nur dem Manne vorbehalten bleibt. Das körperliche Bedürfnis wird dabei nur vorgetäuscht, oder es ist erst aus der Gewöhnung entsprungen, und dann eigentlich auch eine Täuschung, denn mit der Gewöhnung würde es wieder verschwinden.

Daß die wirtschaftlich und sozial selbständige Frau ihrer Liebe folgt, ohne nach Gesetz und Sitte viel zu fragen, läßt sich noch begreifen und es liegt darin an sich nichts Unwürdiges. Aber eine regelrechte Lebensordnung läßt sich darauf doch nicht begründen. Liebe ist keine Lebensgewohnheit, die sich nach Willkür annehmen läßt, sie stellt sich nicht regelmäßig in einer bestimmten Frist ein, sie ist ein Glück oder ein Verhängnis, je nachdem, das kommt wie jedes Schicksal, ungewollt und unerwartet. Auf der Liebe baut sich auch keine Ordnung des Lebens auf, sie bedeutet nur eine gärende Unruhe, eine fortwährende Sorge, an deren Ende ein schmerzlicher Verzicht steht, wenn sie nicht zu dem dauernden Zusammenleben mit dem geliebten Menschen führt. Unter Zusammenleben braucht dabei nicht verstanden zu sein, daß zwei Menschen in häuslicher Gemeinschaft leben, das Wesentliche ist die innere Verbundenheit, die fortdauert, auch wenn sie räumlich getrennt sind. Sie können in einem Monate nur Stunden oder in einem Jahre nur Tage zusammensein und doch in einer solchen seelischen Zusammengehörigkeit stehen, daß ihr ganzes Erleben davon getragen wird. Wir könnten versucht sein, hierin nun einen Weg zu suchen, um auch der ledigen Frau die Erlösung von der inneren Vereinsamung zu verheißen. Aber abgesehen davon, daß dieses einen Weg bedeutet, der nur von stark und groß angelegten Naturen überhaupt beschritten werden kann, muß man sich doch auch ganz nüchtern sagen: Wie geht es nun? Der Mann, um den es sich dabei handelt, ist entweder frei oder gebunden. Im ersten Falle steht doch nichts im Wege, daß die beiden Menschen sich heiraten, oder, selbst wenn sie die gesetzliche Bindung verschmähen, kommt die Beziehung schließlich auf eine Ehe hinaus. Ist der Mann aber verheiratet, so wird notwendigerweise die Ehe, in der er lebt, durch die innerliche Kettung an eine andere Frau zerstört. Hier ist also nichts gebessert, im Gegenteil, die eine Frau hat den Mann verloren und die andere hat ihn nur so gewonnen, daß immer noch tausend Hemmnisse der Betätigung ihrer inneren Zusammengehörigkeit entgegenstehen. Dann würde die Lösung der einen Ehe und die Eingehung einer anderen Ehe doch der einzige Ausweg sein, der den Konflikt löst ohne einen völligen Verzicht der ledigen Frau.

Man sieht, wenn man den Begriff der freien Liebe ernsthaft auffaßt, so kommt man auf nichts wesentlich anderes, als was schon vorhanden ist. Wenigstens in der äußeren Erscheinung würde sich fast nichts geändert haben. Etwas anderes mag es freilich sein, wenn man sagt: die echte Liebe ist etwas so Heiliges, Festes und Dauerhaftes, daß sie an sich genügt, um auf sie die Beziehungen von Mann und Frau zu gründen, und eine gesetzliche Regelung nicht nötig ist. Diesen Gedanken hat der englische Sozialist Grant Allen in dem Roman The woman who did mit tiefem Ernst zum Ausdruck gebracht, freilich nur, um gleichzeitig auch die Widersprüche zu entwickeln, in welche die Verwirklichung dieser Überzeugung mit den Vorurteilen der bürgerlichen Gesellschaft geraten muß. Natürlich kann es sich hierbei auch immer nur um Menschen handeln, deren Gesinnung so hoch und deren Charakter so lauter ist, daß sie das einmal erwachte Gefühl für ihr Leben festhalten und das gegebene Wort nicht brechen, was auch kommen mag. Solche Menschen bleiben jedoch immer Ausnahmen. In der Wirklichkeit würde das Fehlen eines gesetzlichen Zwanges nur zu oft dazu führen, daß der eine Teil aus Wankelmut bei der ersten Störung des Verhältnisses überdrüssig wird und es löst, wie wehe er auch dem anderen damit tut. Mag man selbst geltend machen, daß ein Zusammenleben, das nur von einer Seite noch gewünscht, von der anderen aber verschmäht wird, besser aufzugeben ist, so bleibt doch bei einer solchen Trennung die ernste Frage nach dem Schicksal der Kinder, die aus der Verbindung entsprossen sind. Und selbst die Existenz einer Frau, die dem Manne zuliebe die wirtschaftliche Selbständigkeit aufgegeben hat, muß, wenn sie nicht durch eigene Schuld die Gemeinschaft zerstört hat, genügend gesichert werden. Das ist kaum möglich, wenn nicht eine gesetzlich anerkannte Ehe vorgelegen hat. Die Fälle, in denen der Mann freiwillig Opfer bringt, um den Unterhalt der Frau und der Kinder zu bestreiten, nachdem er sich von ihnen getrennt hat, sind verhältnismäßig selten. Die feierlichen Gelöbnisse bei der Werbung sind vergessen, wenn in dem Manne die Neigung zu der Frau erloschen ist. Andererseits könnte auch die Frau, die sich von dem Manne wegen andauernder Untreue oder anderer Verfehlungen zu trennen gezwungen ist, keine Ansprüche weiter an ihn stellen, wenn sie ihr nicht gesetzlich zugesichert sind. Die Form einer bindenden Erklärung vor der dafür eingesetzten Behörde würde sich bei jedem dauernden Zusammenleben von Mann und Frau in völliger Gemeinschaft doch immer als zweckmäßig herausstellen. Man kann nur geltend machen, daß, wie jeder Vertrag, auch der eheliche Vertrag aufgehoben werden muß, wenn beide Teile es beantragen oder wenn ein Teil eine grobe Vertragsverletzung dem anderen Teile vorwerfen kann. Die bürgerliche Ehe kann als eine rechtsgültige gegenseitige Verpflichtung der eheschließenden Teile nicht anders wie ein Vertrag aufgefaßt werden. Die Sakramentsauffassung der Ehe bleibt davon unberührt, mit ihr hat die weltliche Behörde nichts zu tun. Diese Sakramentsauffassung ist andererseits keineswegs abhängig von einem kirchlichen Dogma. Auch frei von jeder religiösen Gebundenheit können Mann und Frau ihre Verbindung als eine mystische Vereinigung ansehen, durch die sie eines Leibes werden und untrennbar zusammengehören. Aber von einer solchen, aus innerer Überzeugung gewonnenen Auffassung den Bestand der Ehen abhängig zu machen ohne einen rechtlichen Schutz und eine gesetzliche Fürsorge wenigstens für die aus der Ehe hervorgegangenen Kinder, wäre ein höchst gefährliches Experiment. So ist das Ergebnis schließlich doch wieder dasselbe, zu dem man immer gelangt, wenn man von Grund aus umstürzende Neuerungsvorschläge auf ihre Zweckmäßigkeit und praktische Durchführbarkeit untersucht. Das Ergebnis ist nämlich dieses, daß die bestehenden Verhältnisse wohl in einzelnen Punkten besserungsbedürftig sind, daß aber der historisch gewordene Zustand doch wiederum deshalb so ist, wie er ist, weil er bestimmte äußere und innere Notwendigkeiten in sich birgt, und daß er wohl im Laufe der Zeiten verändert, aber nicht von heute auf morgen beseitigt werden kann, ohne daß dies zu den schwersten Schädigungen führen würde. Das Ende vom Liede würde doch sein, daß der alte Zustand, wenn auch in anderer Form und vielleicht mit anderen Benennungen, wieder aufleben würde. Wir hatten Gelegenheit, während der letzten Jahre genügend Erfahrungen in dieser Hinsicht zu sammeln.

Der Gedanke, die Ehe abzuschaffen, weil eine Anzahl Frauen dabei leer ausgeht, kommt mir vor, als wollte man eine Stadt einäschern, weil in ihr soundsoviel Menschen ohne Obdach sind. Ein anderer, nicht minder extremer Vorschlag ist der, die Einehe zu beseitigen, damit alle Frauen zu ihrem Rechte kommen. Chr. v. Ehrenfels ging von der Erwägung aus, daß die Zeugungskraft des Mannes weiter reicht als die Empfängnisfähigkeit der Frau und es daher nur natürlich ist, wenn der Mann sich mit mehreren Frauen verbindet. Danach würde der Plan der sein, daß, wenn bei der Frau das Klimakterium eingetreten, der Mann aber noch auf der Höhe der Kraft steht, er die Berechtigung haben soll, eine zweite Frau zu nehmen. Das gleiche könnte auch ins Auge gefaßt werden, wenn die erste Frau unfruchtbar ist und dem Manne keine Nachkommen zu schenken vermag. Es ist bekannt, daß bei den alten Juden für den Mann geradezu die Verpflichtung bestand, wenn in einer Ehe der Kindersegen ausblieb, eine Nebenfrau zu wählen, und auf der anderen Seite sollte, wenn der Mann sich als zeugungsunfähig erwies, ein naher Verwandter für ihn eintreten. Es ist aber gefährlich, solche primitive Verhältnisse auf die Gegenwart zu übertragen. Die Ehe hat doch aufgehört, eine bloße Einrichtung zur Gewinnung von Kindern zu sein, wir sehen als ihre Grundlage eine geistige Gemeinschaft von Mann und Frau an, in der sich die Verschiedenheiten der

Geschlechter gegenseitig ergänzen und auf beide Teile lebenfördernd einwirken. Dieses Kameradschaftsverhältnis muß zerstört werden, wenn die strenge Form der Einehe aufgegeben wird. Wir sollen im Gegenteil alles tun, um die Verbindung von Mann und Frau immer mehr in der Weise auszugestalten, daß die seelische Zusammengehörigkeit und gegenseitige Anpassung der geistigen Interessen als die Grundlage erscheint und deshalb den Gedanken der monogamischen Ehe stärken und nicht abschwächen. Es würde die verheerendsten Folgen haben, wenn der Bigamieparagraph des Strafgesetzbuches außer Kraft gesetzt würde, und wir müssen diese Strafbestimmung als einen Segen ansehen, wenn auch ihre ungewöhnliche Härte sicher nicht aus Zweckmäßigkeitsgründen, sondern aus einer religiösen Beeinflussung ihre Erklärung findet. Es muß doch so bleiben, daß die erste Ehe vorher gelöst sein muß, ehe eine zweite Ehe eingegangen werden kann. Alle Reformpläne, die diesen Grundsatz antasten, sind von vornherein zur Aussichtslosigkeit verurteilt. Zudem würde es, wie wir gesehen haben, vollkommen genügen, wenn die verwitweten und geschiedenen Männer in allen Fällen wieder heiraten, damit auf alle zur Ehe geeigneten Frauen auch wirklich eine Eheschließung fällt.

Merkwürdigerweise ist aber der energischste Vorstoß, der zur Lösung des Problems der ledigen Frau gemacht ist, nicht von dem Gedanken ausgegangen, das Ledigbleiben der Frau nach Möglichkeit zu beseitigen, sondern gerade von dem Gedanken, auch der ledigen Frau den vermeintlichen Hauptvorteil der verheirateten Frau, die Mutterschaft, zu erschließen. Es sollte die herrschende Anschauung, daß es für die ledige Frau ein Fluch ist, wenn sie Mutter wird, derart umgekehrt werden, daß die Mutterschaft für sie als ein Segen, als eine Lebensvollendung angesehen wird. Gewiß können wir zugeben, daß es ein Gebot der Menschlichkeit ist, das uneheliche Kind von der erdrückenden Last, mit welcher soziale Vorurteile es beladen haben, zu befreien und es als gleichberechtigtes Glied in die menschliche Gesellschaft einzureihen, aber das Los der ledigen Frau wird nicht dadurch dem Leben der verheirateten Frau angepaßt, daß auch sie zur Mutterschaft gelangt, im Gegenteil, es wird ihr so eine Bürde auferlegt, an der sie, wenn nicht besondere Umstände vorliegen, schwer zu tragen hat. Es handelt sich nicht bloß darum, das Kind zur Welt zu bringen und sich an ihm zu erfreuen, sondern es handelt sich darum, das Kind zu erhalten und zu erziehen, und das wird der ledigen Frau nie in der gleichen Weise möglich sein wie der unter dem Schutz des Mannes in geregeltem Hauswesen und meist frei von beruflicher Arbeit lebenden verheirateten Frau. Nehmen wir von der unehelichen Mutter den Makel weg, der ihren Lebensmut ertötet, der sie zwingt, ihr Kind zu verbergen und verkommen zu lassen, gut, das ist ein erstrebenswertes Ziel, aber nie und nimmer können wir die uneheliche Mutterschaft empfehlen. Mag die Mutterliebe so stark sein, das einmal zur Welt gebrachte kleine Wesen zu umsorgen und zu pflegen, aber daß es von vornherein als Ziel der Sehnsucht erscheint, ist kaum je der Fall. Es ist nur der Ausdruck einer alles Maß übersteigenden Liebe zu einem Manne, wenn sich die Frau von ihm ein Kind wünscht, sollte sie es selbst in Not und Sorge aufziehen müssen. Aber sie wünscht das Kind doch erst, wenn sie dem Manne ganz gehört, vorher ist sie von der Sehnsucht nach der Vereinigung mit ihm völlig ausgefüllt. Die Liebe zu dem Manne ist das Primäre, die Liebe zu dem Kinde das Sekundäre. Es wäre ein Ausdruck der äußersten Verschrobenheit, wenn eine ledige Frau sich sagen würde: „Ich fühle mich unbefriedigt, weil mir ein Kind fehlt. Nun suche ich mir einen Mann, der es mir verschafft.“ Wir brauchen auch wirklich nicht zu bedauern, daß der Trieb der Geschlechter zueinander die Erhaltung des Menschengeschlechtes sichert. Darwin hat in einem berühmten Buche den Nachweis geführt, daß in dem ganzen Tierreich die Liebeswahl die Grundlage der Fortpflanzung ist, und auf dieser geschlechtlichen Zuchtwahl die Weiterentwicklung der Lebewesen aufgebaut. Je gesunder in dem Menschen der Instinkt erhalten ist, der ihn zur Gattenwahl treibt, um so bessere Garantien sind für das kommende Geschlecht vorhanden. Nur eine falsche Spekulation konnte das natürliche Verhältnis umdrehen und das Verlangen nach Mutterschaft voranstellen. Was Achtung und Anerkennung verdient, ist nur die mutige Entschlossenheit einer Frau, die auch die Folgen der von ihr geschlossenen Verbindung mit einem Manne willig hinnimmt und sich offen und frei der Welt gegenüber behauptet. Einer solchen Frau zu helfen ist sicher ein gutes Werk. Aber etwas anderes ist es doch, wenn man systematisch empfiehlt, die ledige Frau solle suchen zu einem Kinde zu gelangen, dann werde ihr Dasein Sinn und Zweck haben. Nein, in neun unter zehn Fällen wird sie wehklagen, daß dem Kinde der Vater fehlt. Wir sehen es ja bei Witwen, daß sie die Lücke viel schmerzlicher empfinden, wenn sie Kinder haben, als wenn sie kinderlos geblieben sind. Was der ledigen Frau helfen kann, ist nicht die Mutterschaft, die Mutterschaft wird der Frau erst zum Segen in der dauernden Verbindung mit einem Manne. Was der ledigen Frau helfen kann, ist auch nicht das Hervorkehren des Sexuallebens, im Gegenteil, es ist eher die Zurückdrängung des erotischen Momentes. Namentlich gilt es, daß, wenn sie ein gewisses Alter erreicht hat, sie auch die Neigung zum Manne in sich überwunden hat. Sie würde sonst nur in gefährliche oder gar lächerliche Abenteuer geraten und in Seelennot und Selbstquälerei sich verstricken. Aber natürlich braucht die Abdämmung der erotischen Triebe keine gewaltsame zu sein, das Flammenschwert des sittlichen Gebotes soll, wenn möglich, nicht drohend erhoben werden. Nein, es handelt sich darum, neben entsprechender körperlicher Betätigung eine geistige Einstellung zu gewinnen, die auch der ledigen Frau ermöglicht am Leben teilzunehmen, ohne sich in die Fallstricke erotischer Bindungen zu verwickeln. Das aber kann die Frau nicht aus sich heraus erreichen, wenn ihr die Gesellschaft nicht hilft. Und darum ergibt sich die wirkliche Forderung, daß die ungeschriebenen Gesetze der bürgerlichen Gesellschaft fallen müssen, welche den ungezwungenen Verkehr der ledigen Frau mit Menschen, die ihr gemäß sind, mögen sie nun weiblichen oder männlichen Geschlechtes sein, hemmen und unterbinden, die ihre Bewegungsfreiheit einschränken und sie von einem großen Teil der Geselligkeit ausschließen. Man gebe ihr den vollwertigen Anteil am öffentlichen und privaten Leben, dann sorgt man am besten dafür, daß das Problem der ledigen Frau gelöst wird, soweit es möglich ist. Nur auf dem Boden einer sittlich gefestigten, aber von einer falschen Moral und von spießbürgerlichen Vorurteilen befreiten Gesellschaft können wir eine Milderung des Loses der ledigen Frau erwarten.